DIE IV –
EINE KRANKENGESCHICHTE

*Wie falsche Anreize, viele Akteure
und hohe Ansprüche aus der Invalidenversicherung
einen Patienten gemacht haben.*

MONIKA BÜTLER UND KATJA GENTINETTA

UNTER MITARBEIT VON JONATHAN SCHULZ
UND STEPHAN STAUBLI

VERLAG NEUE ZÜRCHER ZEITUNG

© 2007 Avenir Suisse und Verlag Neue Zürcher Zeitung, Zürich

Gestaltung und Satz: blackbox.ch

Dieses Werk ist urheberrechtlich geschützt. Die dadurch begründeten Rechte, insbesondere die der Übersetzung, des Nachdrucks, des Vortrags, der Entnahme von Abbildungen und Tabellen, der Funksendung, der Mikroverfilmung oder der Vervielfältigung auf anderen Wegen und der Speicherung in Datenverarbeitungsanlagen, bleiben, auch bei nur auszugsweiser Verwertung, vorbehalten. Eine Vervielfältigung dieses Werkes oder von Teilen dieses Werkes ist auch im Einzelfall nur in den Grenzen der gesetzlichen Bestimmungen des Urheberrechtsgesetzes in der jeweils geltenden Fassung zulässig. Sie ist grundsätzlich vergütungspflichtig. Zuwiderhandlungen unterliegen den Strafbestimmungen des Urheberrechts.

ISBN: 978-3-03823-385-5
www.nzz-libro.ch
NZZ Libro ist ein Imprint der Neuen Zürcher Zeitung

INHALT

Vorwort	7

TEIL I / Von der Nothilfe zum Erwerbsersatz — 11

01 / Eine Versicherung in Schieflage — 13
    Mehr Renten — 13
    Steigende Leistungen — 14
    Ausbildung und Alter als Hauptfaktoren — 16

02 / Vom privaten zum staatlichen Netz — 19
    Familie, Gemeinden und private Initiativen — 19
    Einzellösungen mit Lücken — 21
    Initiativen auf Bundesebene — 23

03 / Versicherung mit Tücken — 27
    Notwendigkeit eines Obligatoriums — 28
    Schwierige Messung der Invalidität — 30
    Strategisches Verhalten der Betroffenen — 34

04 / **Das System der schweizerischen IV** — 37
   Kriterium der Erwerbsunfähigkeit — 37
   IV als Volksversicherung — 38
   Instanzen und Verfahren — 39
   Leistungen — 41

05 / **Schleichende Fehlentwicklungen** — 45
   Kumulation von Renten und anderen Leistungen — 45
   Zunahme psychischer Krankheiten — 48
   Hoher Ausländeranteil — 49
   Hürden für die Eingliederung — 51

06 / **Negative Anreize und institutionelle Schwächen** — 55
   Ausbau der IV-Leistungen — 55
   Wenig attraktive Eingliederung — 58
   IV grosszügiger als Arbeitslosenversicherung und Sozialhilfe — 60

TEIL II / Die Akteure und ihre Geschichte — 63

---

07 / **Die Rolle der Medizin** — 65
   Hausärzte als Pförtner der IV — 66
   Delegation der Verantwortung an die Medizin — 70
   Neues Gesundheitsverständnis — 73
   Fazit — 75

08 / **Die Situation der Arbeitgeber** — 77
   Veränderte ökonomische Rahmenbedingungen — 78
   Versäumte Einbindung der Unternehmen — 83
   Auslagerung der Risiken — 86
   Fazit — 87

09 / Das Angebot von Hilfsmittelindustrie,
    Heimen und Werkstätten   89
    Kartellähnliche Verhältnisse in der Hilfsmittelindustrie   90
    Unkontrolliertes Wachstum bei Heimen und Werkstätten   96
    Bescheidener Einfluss privater Initiativen   101
    Fazit   103

10 / Die Arbeit der Vollzugsorgane   105
    Übernahme der AHV-Rentenlogik   106
    Optimierung des Aufwands durch Berentung   108
    Vernachlässigte Wiedereingliederung   110
    Fazit   116

11 / Die Rolle der Justiz   117
    Heikle Verfügungen der IV-Stellen   118
    Folgenreiche Rechtsprechung des Bundesgerichts   120
    Aktivere Rechtsanwälte   123
    Fazit   125

12 / Positionen von Sozialhilfe und ALV   127
    Unterschiedliche Aufgaben, gleiche Zielgruppen   128
    Vorsichtige Koordinationsmassnahmen   133
    Tendenz zum Abschieben   136
    Fazit   140

13 / Das BSV und die politischen Entscheidungsträger   143
    Mässiges politisches Interesse   144
    Aufsichtsorgan ohne Wirkung   146
    Mängel im Gesetzgebungsprozess   154
    Fazit   156

Abbildungen und Tabellen	159
TEIL III / Schlussfolgerungen und Lösungsansätze	183
14 / Überfordertes System	185
Kumulation von Fehlanreizen	186
Institutionelle Mängel und Barrieren	189
Die IV heute – ein sozialpolitischer Anachronismus?	192
15 / Herausgeforderter Sozialstaat	201
Sozialpolitische Bruchstellen und Referenzpunkte	202
Sozialstaat in einer globalisierten Arbeitswelt	209
16 / Auswege und Ausblick	221
Anreizkorrekturen, Koordination und Transparenz	222
Institutionelle Korrekturen	226
Ausblick	230
Literaturverzeichnis	233
Zu diesem Buch	245

VORWORT

Die IV gehört zum Kern der sozialstaatlichen Einrichtungen der Schweiz. Wie die AHV genoss sie über Jahrzehnte die breiteste öffentliche Unterstützung. Umso erstaunlicher ist es, dass dieses Versicherungswerk mehr als zehn Jahre lang finanziell aus dem Ruder laufen konnte, ohne dass in der Politik darüber eine ernsthafte Debatte geführt worden wäre. Seit Anfang der 1990er-Jahre wurden die offensichtlich strukturellen Defizite einfach dem AHV-Ausgleichsfonds belastet.

Mit der Thematisierung der «Scheininvaliden» im Wahlkampf 2003 rückte die SVP die Schieflage der IV ins kollektive Bewusstsein und legte damit auch die Basis für die Annahme der 5. IV-Revision. Die problematische Nebenwirkung dieser Kampagne besteht aber darin, dass der politische Fokus auf die falschen, quantitativ eher unbedeutenden Schwachstellen gelegt wurde. Die «Scheininvaliden» existieren zwar und es gibt gewiss auch Ansätze zu einer – mit Schweizern und Ausländern besetzten – «IV-Industrie», die Interessenten den Weg zur Rente ebnet. Allerdings muss die Übervertretung der ausländischen Wohnbevölkerung bei den älteren Invaliden mit Krankheiten des Bewegungsapparates oder mit Umfallfolgen auch als Resultat der grösseren beruflichen Exposition dieser Gruppe gesehen werden. Die Baubranche mit den höchsten Quoten von Neurentnern ist hier ein gutes Beispiel.

Was – auch gemessen an den Absichten der Gründer der IV – als Missbrauch empfunden wird, beinhaltet aber nur in seltenen Fällen kriminelle, d.h. strafrechtlich relevante Handlungen. Der Missbrauch betrifft vielmehr die moralisch stossende, aber durchaus rationale und formal legale Nutzung eines Systems, in welchem verschiedene Akteure ein Interesse haben, komplexe, arbeitsintensive Fälle durch eine Rentensprechung zu erledigen. Das eigentliche Problem ergibt sich aus den im System eingebauten Fehlanreizen und institutionellen Schwächen. Diese können nur zu einem geringeren Teil auf die Konzeption der Initianten der IV zurückgeführt werden. Viel stärker fallen die Entwicklungen ins Gewicht, die sich im Laufe der Zeit aus unterschiedlichen Interessen der Akteure, organisatorischen Eigendynamiken und gesellschaftlichen Veränderungen ergeben haben.

Als Beispiele für solche teils sich gegenseitig verstärkenden Entwicklungen, die den ursprünglichen Absichten der IV zuwiderlaufen, können genannt werden:
– die zunehmende Medikalisierung individueller Befindlichkeitsstörungen bzw. der Abweichungen vom WHO-Ideal des «vollständigen Wohlbefindens», die sich in immer diffuseren Krankheitsbildern niederschlägt;
– eine Ausweitung der Ansprüche gegenüber dem Staat bei gleichzeitiger Ablehnung der Eigenverantwortung, verstärkt durch eine nüchtern kalkulierende und der gesellschaftlichen Kontrolle entzogene Benutzung der angebotenen Sozialhilfen;
– ein starker Ausbau sozialstaatlicher Einrichtungen, verbunden mit einer zunehmenden Verrechtlichung des IV-Verfahrens, das Betroffenen und ihren Anwälten immer mehr und weiter verzweigte Wege eröffnete, eine Rente zugesprochen zu erhalten.

Solche problematischen, die Funktionsfähigkeit eines bedeutenden Pfeilers der Sozialversicherung bedrohenden Entwicklungen werfen die Frage auf, wie es so weit kommen konnte. Diese Frage nach der Geschichte der IV steht am Ausgangspunkt des vorliegenden Buches. Es untersucht aus einer primär ökonomischen Perspektive die Auswirkungen der negativen Anreize auf die Akteure. Das sind – neben den Versicherten – vor allem die Organe der IV, aber auch staatliche Institutionen und professionelle Interessengruppen wie zum Beispiel die Ärzte. Dies geschieht ohne moralisches Urteil, aber unter Rückbezug auf die Intentionen und politischen Vorgaben bei der Einrichtung und Weiterentwicklung der IV.

Die Konzentration auf die Geschichte der Akteure erfolgt nicht mit historiographischer Absicht, so wichtig eine umfassende geschichtliche Darstellung vor allem der jüngeren Entwicklung in den schweizerischen Sozialversicherungen wäre. Die Akteur-Geschichten, die sich neben ökonomischen Analysen stark auf Beschreibungen und Beurteilungen von beteiligten Praktikern stützen, dienen vielmehr der Illustration der jeweils relevanten Randbedingungen und organisierten Interessen. Die Synopse der sieben Akteur-Geschichten macht aber auch deutlich, wie sehr einerseits organisatorische Eigendynamik und andererseits ein Mangel an gegenseitiger Abstimmung zu der unbefriedigenden Situation beigetragen haben. Gerade diese fehlende Verantwortung für das Ganze, ein offensichtlicher Mangel an «Ownership» – diese liegt beim Volk und damit letztlich bei der Politik –, scheint die IV auch im Quervergleich besonders anfällig für Fehlentwicklungen gemacht zu haben.

Die detailreiche Nacherzählung der Geschichte der IV führt allerdings nicht zu revolutionären Schlussfolgerungen. Gerade auch Ideen aus dem liberalen und libertären Lager, die den Dschungel der Sozialversicherungen radikal roden und durch ein allgemeines, bedingungsloses Grundeinkommen bzw. ein «Bürgergeld» ersetzen möchten, werden im Lichte der vorliegenden Untersuchung skeptisch beurteilt. Aus Sicht der Ökonomie, aber auch aufgrund der umfangreichen Empirie zum Thema, sind staatlich organisierte Versicherungslösungen für das Risiko, aus dem Arbeitsmarkt herauszufallen, und zwar unabhängig von der jeweiligen Ursache, immer noch effizienter und damit kostengünstiger als ein bedingungsloses Grundeinkommen. Solange die

Gesellschaft bedürftige, alte und kranke Menschen nicht auf ein tiefes Existenzminimum setzen will, kann nicht davon ausgegangen werden, das Problem des «Moral Hazard» würde in einem noch universelleren, aber immer noch irdischen Umverteilungssystem einfach verschwinden.

Die Schlussfolgerungen und Empfehlungen kreisen denn auch um die schwierigen und heiklen Fragen, wie die Anreize für die Erwerbstätigkeit – und damit für die gesellschaftliche und kulturelle Integration – gegenüber der offensichtlichen Attraktivität der Verrentung verstärkt werden können. Eine solche grundsätzliche Korrektur setzt nicht nur höhere Hürden für die Rente voraus, sondern auch eine Reduktion des ohne Arbeit erzielbaren Einkommens. Jüngste Untersuchungen über den Vergleich von Sozialhilfeempfängern und ärmeren Erwerbstätigen weisen auf erhebliche Gerechtigkeitsprobleme durch zu hohe Transferleistungen hin. Mehr noch als die erwähnten Missbrauchsfälle stellen solche Ungerechtigkeiten die Legitimität des gesamten Systems in Frage.

Die zweite Kategorie von Schlussfolgerungen betrifft das System der Institutionen. Die Geschichte der Akteure demonstriert, dass es in der IV nicht nur viele Köche gibt, sondern dass die IV nur ein Spieler in einem komplexen, wenig transparenten System ist. Die mit der jüngsten Revision eingeleiteten Massnahmen zur Verstärkung der institutionellen Zusammenarbeit genügen deshalb kaum. Das Zusammenwirken von IV, Arbeitslosenversicherung und Sozialhilfe könnte auch so gestaltet werden, dass der Weg zu staatlichen Leistungen zum Ersatz des Erwerbseinkommens über *eine* Pforte führt – unabhängig vom Grund und unabhängig von der späteren Lösung. In jedem Fall sollten die Korrektur der Fehlanreize und eine institutionelle Reform nicht nur dem Hinundherschieben von Fällen und den entsprechenden Missbrauchsmöglichkeiten einen Riegel schieben, sondern auch die Voraussetzungen schaffen, dass dem alten Leitspruch der IV «Wiedereingliederung vor Rente» wieder Geltung verschafft werden kann.

TEIL I

VON DER NOTHILFE ZUM ERWERBSERSATZ

Die IV weist jährliche Defizite in Milliardenhöhe und – auch im internationalen Vergleich – hohe Fallzahlen aus. Seit ihrer Gründung 1960 hat sich die Zahl der IV-Renten-Bezüger mehr als verdreifacht, wobei die stärkste Zunahme bei psychischen Leiden zu verzeichnen ist. Diese Steigerung lässt sich nur sehr bedingt auf die demographische Entwicklung zurückführen. Und sie läuft der Verbesserung des allgemeinen Gesundheitszustandes, dem Rückgang von Geburtsgebrechen, einem höheren Bildungs- und Ausbildungsniveau und einer langfristig positiven Entwicklung der Beschäftigung zuwider. Die in diesem Teil skizzierte Geschichte der IV macht deutlich, dass das Auffangnetz, das ursprünglich im Kontext privater Organisationen gewährleistet und über die Volksversicherung an den Staat delegiert wurde, zunehmend an Attraktivität gewonnen hat. Das Rentenniveau hat sich, vor allem durch die Kombination mit Ergänzungsleistungen und beruflicher Vorsorge, im Vergleich zum Erwerbseinkommen substanziell erhöht. Die dauerhafte Rente bietet zudem grössere Sicherheit als der freie Arbeitsmarkt. Der Grundsatz der IV-Gründer «Eingliederung vor Rente» ist Theorie geblieben. Teil I zeigt die Probleme bei der Messung der Invalidität und die daraus resultierenden Schwierigkeiten bei der Versicherung derselben auf, und er zeichnet deren Auswirkungen auf die Entwicklung der IV nach.

01 /
EINE VERSICHERUNG IN SCHIEFLAGE

Die finanzielle Lage der schweizerischen Invalidenversicherung ist desolat: Das laufende Defizit betrug im Jahr 2006 bei Einnahmen von 9,9 Milliarden Franken stolze 1,6 Milliarden Franken. Die Gesamtschulden der Invalidenversicherung seit ihrer Einführung im Jahr 1960 belaufen sich auf 9,3 Milliarden Franken oder 97 Prozent der jährlichen Einnahmen.

Mehr Renten

Diese finanzielle Entwicklung der Invalidenversicherung im Zeitverlauf widerspiegelt sich auch in der starken Zunahme der Anzahl IV-Renten-Bezüger [Abbildung 1.1 und 1.2]. Deren Zahl ist seit 1990 von 164 329 auf 298 684 (davon 42 384 im Ausland) im Jahr 2006 gestiegen. Dieser Anstieg geht in erster Linie auf die hohe Anzahl von Neurentnern zurück. Die Zahl der Austritte aus der IV, i.d.R. bedingt durch Tod oder Ablösung der Invalidenrente durch eine Altersrente, war hingegen vergleichsweise niedrig. Noch unbedeutender waren allerdings die Wiedereingliederungen in den Arbeitsmarkt. Obwohl die Zahl der neu zugesprochenen Renten seit 2002 rückläufig ist, ist die Gesamtzahl der IV-Rentner – wegen der rückläufigen Zahl der Austritte – auch zwischen 2002 und 2005 weiter gestiegen.

Rückgang der Neurenten im Vorfeld der 5. IV-Revision — Seit 2004 ist die Anzahl der Neurentenbezüger weiter gesunken. Bei den IV-Stellen gingen weniger Erstanmeldungsgesuche für IV-Leistungen ein. Wurden 2003 noch 86 000 Gesuche gestellt, waren es 2004 82 200 und 2005 noch 78 500. Zudem ist die Quote der Ablehnungen durch die IV-Stellen angestiegen. Im ersten Semester 2005 wurden 41 Prozent der Leistungsgesuche abgelehnt, ein Jahr später bereits 45 Prozent. Dies weist darauf hin, dass die IV-Stellen bei der Neuberentung bereits vor der 5. Revision eine restriktivere Praxis anzuwenden begannen.

Gleichzeitig ist der durchschnittliche IV-Grad der Neurentner gesunken. Die Zahl der neu zugesprochenen halben, Dreiviertels- (2004 eingeführt) und ganzen Renten ist rückläufig, aber es werden mehr Viertelsrenten zugesprochen. Wenig geändert hat sich hingegen bei den Austritten aus der Versicherung. Nur in den Jahren 2001 und 2005 nahmen die Austritte zu. Diese beiden Anhäufungen sind jedoch die direkte Folge der Anhebung des Frauenrentenalters, sie stellen keine Verbesserung der Wiedereingliederung dar.

Steigende Leistungen

Die Kosten der Invalidenversicherung lassen sich an einem Beispiel in Franken gerechnet veranschaulichen. Angenommen, eine männliche Person wird im Alter von 50 Jahren invalid und bezieht die durchschnittliche Invalidenrente, die im Jahr 2006 1537 Franken (pro Monat) betragen hat: Bei einer (eher hoch angenommenen) jährlichen Sterberate von 3,1 Prozent und einem Abzinsungssatz von 2 Prozent beläuft sich der Gegenwartswert der Rentenzahlungen bis zum Erreichen des Pensionierungsalters auf 190 000 Franken.

Zusätzliche Leistungen der zweiten Säule — Die so berechneten Leistungen aus der staatlichen Invalidenversicherung machen jedoch nur einen Teil der Kosten einer hohen Invaliditätsrate aus. Wer bei einer Pensionskasse versichert ist, hat im Invaliditätsfall auch einen Anspruch auf eine entsprechende Leistung aus der zweiten Säule, und wer durch Unfall invalid wird, hat Anrecht auf eine Rente aus der obligatorischen Unfallversicherung. Oft sind die Leistungen der Unfallversicherung jedoch so hoch, dass in einer Pensionskasse versicherten Unfallopfern keine BVG-Rente mehr ausbezahlt wird. Von den 282 043 IV-Rentnern im Jahr 2004 bezog nur etwa die Hälfte aller Bezüger, nämlich 131 704, eine Invalidenrente auch aus der Pensionskasse.

Bei einer durchschnittlichen IV-Rente aus der zweiten Säule von 16 659 Franken (pro Jahr) ergeben sich zusätzliche Ausgaben von 170 000 Franken. Damit belaufen sich die erwarteten Kosten der 19 600 im Jahr 2006 neu invalid gewordenen Personen, berechnet man nur die IV-Rente aus der ersten Säule, auf mindestens 3,7 Milliarden Franken; zählt man die zweite Säule hinzu, kommt man auf 7,1 Milliarden Franken. Weitere Kosten ergeben sich durch Ergänzungsleistungen. Die Leistungen aus der zweiten Säule und Ergänzungsleisten erhöhen zwar nicht direkt das Defizit der IV, wirken sich aber indirekt über den Anreiz, eine Rente zu beantragen, auf die finanzielle Lage der IV aus.

Zunehmende Verschuldung trotz Gegenmassnahmen — Angesichts der hohen Fallzahlen überrascht es nicht, dass sich die finanzielle Lage der IV über die Zeit kontinuierlich verschlechtert hat. Seit Anfang der neunziger Jahre hat sich die Schere zwischen Einnahmen und Ausgaben geöffnet [Abbildung 1.3]. Allein für das Jahr 2006 weist die IV bei Ausgaben von 11,460 Milliarden Franken einen Verlust von 1,556 Milliarden Franken aus, der die akkumulierten Gesamtschulden auf 9,33 Milliarden Franken anwachsen liess. Die Situation wäre noch gravierender, hätte man 1998 und 2003 nicht je einen Kapitaltransfer von der Erwerbsersatzordnung EO zur IV in der Höhe von 2,2 Milliarden bzw 1,5 Milliarden Franken vorgenommen und wäre der Beitragssatz im Jahr 1995 nicht von 1,2 Prozent auf 1,4 Prozent angehoben worden. Doch der öffentlichen Hand ist es trotz dieser Massnahmen nicht gelungen, das strukturelle Defizit, das die Finanzierbarkeit dieser Versicherung letztlich in Frage stellt, in den Griff zu bekommen.

Die Hauptgründe für die finanzielle Schieflage der Invalidenversicherung sind die Veränderungen der Charakteristika der Rentenbezüger (wie Alter, Gesundheit und Gebrechensarten), die Ausgestaltung der IV und damit verbundene Anreize (Ausmass der Leistungen und Zugang zu den Leistungen) sowie Veränderungen des ökonomischen Umfeldes durch konjunkturelle Schwankungen und Veränderungen der Arbeitsnachfrage. Alle genannten Gründe wirken sich potenziell sowohl auf die Zahl der Rentner als auch auf die Höhe der Renten aus.

Ausbildung und Alter als Hauptfaktoren

Bezüger einer IV-Rente sind im Allgemeinen älter und ärmer, und sie haben eine schlechtere Gesundheit und ein tieferes Bildungsniveau als der Durchschnitt der Bevölkerung. Umgekehrt sinkt mit steigendem Ausbildungsniveau die Wahrscheinlichkeit, invalid zu werden [Abbildung 1.4]. Trotz der deutlichen Zunahme der besser ausgebildeten Personen in der Gesamtbevölkerung hat jedoch die Zahl der IV-Rentner nicht abgenommen. Dieser Widerspruch erklärt sich damit, dass die Invaliditätshäufigkeit mit dem Ausbildungsniveau zwar tatsächlich abnimmt, die relative Häufigkeit einer IV-Leistung aber auf allen Stufen über die Zeit angestiegen ist.

Risikofaktor Alter — Für die höheren Invaliditätsraten unter schlechter ausgebildeten Menschen gibt es verschiedene Gründe, allen voran der grössere Anteil an körperlicher Arbeit sowie das höhere Risiko eines Arbeitsplatzverlustes. Schwieriger zu erklären ist die allgemeine Erhöhung der Invalidenraten in allen Ausbildungsgruppen über die Zeit. Ein möglicher Grund dafür ist die demographische Alterung: Für beide Geschlechter steigt der Anteil der

IV-Rentner mit dem Alter stark an, bei Männern allerdings ausgeprägter als bei Frauen. So lag 2006 der Anteil der männlichen IV-Rentner bei den 60- bis 64-jährigen Männern rund zehnmal höher als bei den 20- bis 24-jährigen [Abbildung 1.5]. Auch bei den Frauen wird ein Anstieg der Invalidenraten mit dem Alter beobachtet, allerdings in geringerem Masse.

Da das Invaliditätsrisiko mit dem Alter stark ansteigt, stellt sich die Frage, inwiefern Veränderungen in der Bevölkerungsstruktur, aber auch Arbeitsmarktfaktoren zur steigenden Anzahl von IV-Bezügern beigetragen haben. Die bevölkerungsstarken Babyboomer nähern sich dem Pensionierungsalter, was sich längerfristig in einem weiteren Anstieg niederschlagen dürfte. Der Beitrag der demographischen Entwicklung zum Wachstum zeigt eine Berechnung des für 2006 prognostizierten Anteils der IV-Bezüger an der Bevölkerung unter der Annahme, dass die altersspezifischen Wahrscheinlichkeiten den Werten von 2001 entsprochen hätten: Der Invalidenanteil der Männer betrüge 2006 so 5,54 Prozent, jener der Frauen 4,04 Prozent. Die tatsächlichen Werte sind aber bei den Männern von 5,32 Prozent (2001) auf 5,97 Prozent (2006) und bei Frauen von 3,96 Prozent (2001) auf 5,14 Prozent (2006) angestiegen. Das heisst: Nur rund ein Drittel des Anstiegs der männlichen Invalidenquote kann auf demographische Veränderungen zurückgeführt werden, während bei den Frauen die Alterung sogar weniger als ein Zehntel des Anstiegs erklärt. In beiden Gruppen müssen daher andere Gründe verantwortlich sein.

Dennoch wird aufgrund der zukünftigen demographischen Veränderungen der Faktor Alter noch an Bedeutung gewinnen. Ausgehend vom Referenz-Bevölkerungsszenario des Bundesamtes für Statistik (BFS 2006) und unter der Annahme von gleich bleibenden Invalidisierungshäufigkeiten in den verschiedenen Alterskategorien,s würde die Zahl der IV-Rentner 2020 in der Schweiz rund 286 000 betragen. Verglichen mit den 256 300 Rentenbezügern im Januar 2006 entspricht dies einem Zuwachs von etwa 11,8 Prozent.

Relatives Risiko Gesundheit — Die altersbedingte Verschlechterung der Gesundheit ist ein wichtiger Grund für die grosse Bedeutung des Alters als Invaliditätsrisiko. Es ist wenig überraschend, dass der durchschnittliche subjektive Gesundheitszustand von IV-Bezügern schlechter ist als jener der gesamten Bevölkerung [Abbildung 1.6]. Die entscheidende Frage ist allerdings, ob der allgemeine Gesundheitszustand per se ein wichtiger Erklärungsfaktor für den Anstieg der Anzahl Rentenbezüger ist. Eine Antwort darauf ist schwierig, da sich die Entwicklung der Gesundheit über die Zeit wegen fehlender objektiver Daten kaum messen lässt.

Messbar ist hingegen die Lebenserwartung, eine mit der Gesundheit verwandte Grösse, und diese ist seit der Einführung der IV stark gestiegen. Allerdings sagt die Lebenserwartung kaum etwas darüber aus, ob eine Person einer Erwerbstätigkeit oder einer Tätigkeit im Haushalt nachgehen kann oder nicht. Zudem zeigen Untersuchungen mit amerikanischen Daten (Costa 2000 und Duggan/Imberman 2006), dass sich die durchschnittliche Gesundheit (gemessen an subjektiven und objektiven Gesundheitsindikatoren) über die letzten Jahrzehnte beträchtlich verbessert hat. Es kann angenommen werden, dass die Entwicklung der Gesundheit in der Schweiz ähnlich verlaufen ist – auch wenn keine Zeitreihen für die Schweiz vorliegen. Zudem gibt es Hinweise dafür, dass die Verrentung zu einer Verschlechterung der Gesundheit führen kann (Bütler/Engeler 2007).

02 /
VOM PRIVATEN ZUM STAATLICHEN NETZ

Mit der Aufnahme der Tätigkeit der Invalidenversicherung am 1. Januar 1960 gelang ein sozialpolitischer Durchbruch. Erstmals gab es eine einheitliche und verbindliche Versicherung gegen die wirtschaftlichen Folgen der Invalidität. Zwar hatte der Bund die Kompetenz zur Schaffung der AHV und der IV bereits 1925 erhalten, doch bis zur Einrichtung der IV verstrichen 35 Jahre. Mit der IV verfügten nun alle Betroffenen in der Schweiz über ein einklagbares Anrecht auf Unterstützung. Bis anhin waren sie entweder auf sehr unterschiedlich ausgebaute kantonale und kommunale Unterstützung oder private Hilfe angewiesen.

Die Einrichtung der IV zwölf Jahre nach der Gründung der AHV erfolgte im europäischen Vergleich relativ spät. Nicht nur die wirtschaftliche Lage – erst gegen Ende des 19. Jahrhunderts konnte sich die Schweiz aus der Armut und dem Emigrationszwang befreien –, sondern auch ihre föderalistische Organisationsweise begründen diese Verzögerung.

Familie, Gemeinden und private Initiativen

Im Mittelalter wurde die Existenzsicherung der schwächeren Gesellschaftsmitglieder primär durch die Familie übernommen. Bedingt durch die tiefe

Lebenserwartung und die hohe Sterblichkeit von kranken und behinderten Menschen, war deren Zahl vermutlich prozentual deutlich tiefer als heute und die Unterstützungslast für die Familien somit geringer. Daneben nahmen sich Klöster und Hospize – aber in Bezug auf die Kriegsversehrten schon relativ früh der Staat – der körperlich Behinderten an. Dennoch waren Invalidität und Armut eng verknüpft. Zwei Trends begannen dieses traditionelle System zusehends zu unterminieren: die Industrialisierung und die Säkularisierung.

Aufbau eines Fürsorgenetzes — Mit dem durch die Industrialisierung ausgelösten Strukturwandel verlor die erweiterte Familie als Produktions- und Konsumationsgemeinschaft ihre Funktion. Gleichzeitig standen den Kirchen immer weniger Mittel zur Verfügung, um ihre karitativen Aufgaben weiterhin zu erfüllen. Unter dem Einfluss der humanistischen und philanthropischen Bewegung wurde dieses Vakuum vom Staat gefüllt: Er begann, eine eigene Fürsorge aufzubauen. Aufgrund der föderalen Organisationsweise der Schweiz fiel die Unterstützung der Invaliden jedoch sehr uneinheitlich aus, denn jede Gemeinde verfügte über ihre eigene Armen- und Gesundheitsbehörde. Eine eigene behördliche Fürsorge für Invalide wurde nicht eingeführt.

Auch private Einrichtungen haben Invalidenfürsorge geleistet. Im 19. Jahrhundert wurden spezialisierte Einrichtungen für die verschiedenen Zweige der Behindertenhilfe eröffnet. 1810 wurde vom Zürcherischen Hilfsverein eine Institution für Blinde gegründet; ein Jahr später wurde das erste Taubstummeninstitut in Yverdon eröffnet. 1904 konnte die Zürcherische Pflegeanstalt für Bildungsunfähige in Uster ihre Tore öffnen; zwanzig Jahre später erfolgte in Zürich die Gründung des Heilpädagogischen Seminars.

Gründung von Dachorganisationen — Um die Bemühungen dieser Institutionen besser koordinieren zu können, wurde 1919 die Schweizerische Vereinigung für Anormale geschaffen, die 1924 auf den heutigen Namen Pro Infirmis umbenannt wurde. Aufgabe der Dachorganisation war es, das

Zentralsekretariat zu führen sowie die neunzehn eigenen Beratungs- und Fürsorgestellen zu unterhalten. Finanziert wurde die Invalidenfürsorge vornehmlich durch private Spenden, wobei die jährliche Kartenaktion ab 1934 jeweils die grössten Einnahmen brachte. Seit 1923 erhielt die Invalidenhilfe ebenfalls eine jährliche Bundessubvention, die über Pro Infirmis verteilt wurde. Diese Subvention betrug zu Beginn 15 000 Franken; sie stieg bis ins Jahr 1958 auf eine Million Franken an. Ein Viertel dieses Geldes ging jeweils an Pro Infirmis selbst, drei Viertel wurden an Anstalten für Behinderte weitergegeben (Ochsner 1954: 41). 1928 wurden im Jahresbericht von Pro Infirmis erstmals Zahlen zu Invaliden in der Schweiz publiziert: Es wurden 182 300 als im Sinne des Invalidengesetzes (IVG) invalide Personen gezählt, was ungefähr 5 Prozent der Wohnbevölkerung entsprach (Ochsner 1954: 30).

1951 etablierten sich zwei weitere Dachverbände: die Schweizerische Arbeitsgemeinschaft zur Eingliederung Behinderter (SAEB, heute Integration Handicap) und die Arbeitsgemeinschaft Schweizerischer Kranken- und Invaliden-Selbsthilfe (Askio, heute Agile). Während sich die SAEB insbesondere für die berufliche Eingliederung einsetzte – ihr war unter anderem die Eingliederungsstätte Basel, die sogenannte Milchsuppe, angegliedert –, wollte die Askio die Selbsthilfe unter den Invaliden fördern. Zusammen deckten die drei Dachverbände ein breites Spektrum an Bedürfnissen der Invaliden ab, aber es bestand weder ein Rechtsanspruch auf ihre Leistungen, noch konnte deren Dauerhaftigkeit zugesichert werden.

Einzellösungen mit Lücken

Neben diesen privaten Initiativen gewannen vorwiegend durch Berufsverbände organisierte Versicherungen an Bedeutung. Vor allem Berufsgruppen, die unter speziell gefährlichen Bedingungen arbeiten, begannen sich gegen das Invaliditätsrisiko abzusichern. Die ersten obligatorischen Invalidenversicherungen wurden für Bergarbeiter und das Eisenbahnpersonal eingerichtet. Daneben begannen sich auch private Einrichtungen wie Pensionskassen und Lebensversicherungsgesellschaften zu etablieren. 1955/56 waren bereits für 340 000 der 520 000 bei autonomen Pensionskassen Versicherten Leistungen im Invaliditätsfall vorgesehen (BUNDESRAT 1958: 91).

Pensionskassen als Vorreiter — Bereits vor der Schaffung der eidgenössischen Invalidenversicherung wurde also das Invaliditätsrisiko teilweise abgedeckt. Trotz der Vielzahl der Organisationen erwies sich der Schutz gegen Invalidität aber als unvollständig. Gegen eine krankheitsbedingte Invalidität waren nur jene, deren Arbeitgeber freiwillig eine Pensionskasse eingerichtet hatten, geschützt. Während die öffentliche Hand bereits früh Pensionskassen für ihre Angestellten einrichtete, fanden diese Einrichtungen in der Privatwirtschaft erst nach dem Ersten Weltkrieg eine grössere Verbreitung. Die grösste Zahl der Neugründungen fiel in die Zeit zwischen 1920 und 1940 (OCHSNER 1954: 60). Die Unfallversicherung ihrerseits stand nur den Angestellten offen, während Selbstständige und Hausfrauen ausgeschlossen waren. Personen, die von Geburt an invalid waren, erhielten von keiner dieser Versicherungen Unterstützung, sondern waren weiterhin auf die Invalidenfürsorge angewiesen.

Keine Wiedereingliederung — Lücken bestanden nicht nur bezüglich der (finanziellen) Absicherung der Invaliden, sondern auch im Bereich der beruflichen Wiedereingliederung. Einige Behinderte wurden in Anstalten und Werkstätten beschäftigt, und gewisse Berufe konnten in Heimen erlernt werden. Die bestehenden Wiedereingliederungsstätten wurden den Bedürfnissen der Invaliden jedoch nicht gerecht: Es gab zu wenig Plätze, und die Auswahl an Berufsausbildungen war klein. Die Wiedereingliederung der Invaliden in die Wirtschaft war lange kein Thema. Dies änderte sich erst in den 1950er-Jahren, als der Arbeitsmarkt jede verfügbare Arbeitskraft benötigte, und auch Öffentlichkeit und Politik begannen sich vermehrt um die Wiedereingliederung zu bemühen. Bereits damals wurde die Wichtigkeit der Einbindung der Arbeitgeber thematisiert: «Damit die Arbeitgeber in vermehrtem Masse Invalide in ihren Unternehmen beschäftigen, ist eine umfassende Abklärung über die Leistungsmöglichkeiten der Invaliden notwendig. Dasselbe Ziel könnte auch durch irgendein Prämiensystem oder durch Steuererleichterungen bei Beschäftigung von Teilinvaliden erreicht werden» (OCHSNER 1959: 104).

Initiativen auf Bundesebene

Der erste Schritt zu einem eidgenössischen Sozialversicherungssystem wurde im Jahr 1901 mit der Einrichtung einer Militärversicherung gemacht. Diese bezahlt Renten und Umschulungsmassnahmen im Invaliditätsfall, sofern der Unfall oder die Krankheit durch den Militärdienst verursacht wurden. Die 1912 im Rahmen des damaligen Kranken- und Unfallversicherungsgesetzes etablierte Unfallversicherung erbrachte Leistungen, wenn die Invalidität die Folge eines Unfalls war. Ein wichtiger Auslöser in der Entwicklung der eidgenössischen Sozialwerke waren die sozialen Spannungen und wirtschaftlichen Probleme der Schweiz während des Ersten Weltkriegs, die in den Generalstreik von 1918 mündeten. Im Anschluss daran wurde dem Bund die Kompetenz zur Schaffung von AHV und IV übertragen: Gemäss Artikel 34^{quater} der Bundesverfassung bilden die IV und die AHV seit 1925 eine einzige Versicherung, die Alters-, Hinterlassenen- und Invalidenversicherung.

Priorität für AHV — Angesichts der hohen, 1928 von der PRO INFIRMIS publizierten Zahlen zur Invalidität wurde der Bundesrat bereits 1929 von den Eidgenössischen Räten eingeladen, die Einführung eines entsprechenden Gesetzes zu prüfen. Aufgrund der schwierigen wirtschaftlichen Lage in der Nachkriegszeit erschien die gleichzeitige Finanzierung von zwei bedeutenden Sozialwerken jedoch unmöglich, weshalb man sich einigte, zunächst die AHV und erst nach ihrer Etablierung die IV einzuführen. Die AHV deckte ab 1948 das Risiko Alter ab, das zur damaligen Zeit teilweise als «Invalidität infolge

Alters» angesehen wurde. – Bereits 1918 führte allerdings der Kanton Glarus als erster Kanton eine obligatorische Invalidenversicherung für die gesamte Wohnbevölkerung ein. Erst mehr als 30 Jahre später zogen andere Kantone wie Genf, Solothurn und Basel-Stadt nach.

Die starke Fragmentierung der vielen unkoordiniert entstandenen öffentlichen und privaten Einrichtungen für Invalide erwies sich im Vorfeld der Gründung der IV als Problem. Mit dem Ziel einer besseren Absicherung der Invaliden reichte die Sozialdemokratische Partei der Schweiz (SPS) am 1. Februar 1955 eine Initiative ein. Der vorgeschlagene Verfassungsartikel sah vor, dass die IV die berufliche Eingliederung der Invaliden fördern, den Lebensunterhalt der nicht oder nur teilerwerbsfähigen Invaliden durch Renten sichern und die Kosten für die Hilfsmittel übernehmen sollte. Am 24. März 1955 wurde eine ähnlich lautende Initiative von der Partei der Arbeit (PDA) deponiert. Da die Verfassungsgrundlage zur Schaffung der IV bereits seit der Annahme des Artikels 34^{quater} im Jahr 1925 bestand, reagierte der Bundesrat rasch auf die Volksbegehren und setzte am 12. Juli 1955 eine Expertenkommission zur Erarbeitung der gesetzlichen Grundlagen für eine IV ein.

Späte Schaffung der IV — Ende 1956 lieferte die Expertenkommission ihren Bericht ab, 1958 wurden die Botschaft sowie der Gesetzesentwurf zur IV veröffentlicht. Die Eidgenössischen Räte behandelten die Vorlage zügig und beschlossen das IV-Gesetz am 19. Juni 1959. 35 Jahre nach der Einführung des Artikels 34^{quater} in die Bundesverfassung und 12 Jahre nach der Schaffung der AHV wurde am 1. Januar 1960 damit die IV gegründet.

Die Funktionsweise der IV wurde jener der AHV nachgebildet und dieser sogar teilweise die Durchführung der IV übertragen. «Die Expertenkommission war sich von Anfang an darin einig, dass auf die Schaffung eines besonderen Verwaltungsapparates für die IV soweit als möglich verzichtet werden sollte, weil die Durchführung der IV zum grössten Teil bereits bestehenden Verwaltungen und Organisationen übertragen (...) werden kann» (EXPERTENKOMMISSION 1956: 151). Eine Verbindung mit der AHV bot sich an, verfügte diese mit ihren Ausgleichskassen bereits über ein effizientes und kostengünstiges Vollzugsnetz. Zudem sicherte die Verknüpfung von AHV und IV auch einen unproblematischen Übergang von der Invaliden- zur Altersrente. «Die Anpassung der IV-Renten an die bestehenden AHV-Renten hat viele Vorteile. Sie ermöglicht die Anwendung eines bekannten Systems (...) durch Organe, welche mit diesem System bereits aufs beste vertraut sind. Sie ermöglicht auch einen reibungslosen Übergang von den Invaliden- zu den Altersrenten» (EXPERTENKOMMISSION 1956: 109). Schliesslich legte der Wunsch nach einer raschen Einrichtung der IV die enge Anbindung an ein etabliertes Vollzugssystem und den Verzicht auf eigene spezialisierte Institutionen nahe. Dem damaligen Direktor des Bundesamtes für Sozialversicherung (BSV), Arnold SAXER, war viel daran gelegen, dass die IV noch vor seiner Pensionierung Ende 1961 realisiert werden konnte.

03 /
VERSICHERUNG
MIT TÜCKEN

Die Geschichte der Entstehung der IV macht deutlich, dass die Invalidität (im weiteren Sinn einer unfall- oder krankheitsbedingten Erwerbsunfähigkeit) aus ökonomischen Gesichtspunkten nach einer Versicherungslösung verlangt: Eine Invalidität tritt nur mit einer relativ geringen Wahrscheinlichkeit ein. Sie stellt aber für die Betroffenen einen hohen oder sogar gänzlichen Einkommensverlust dar. Für Nichterwerbstätige kann dies beispielsweise auch bedeuten, dass ihnen die Mittel fehlen, etwa um alltägliche Verrichtungen wie Haushaltsarbeiten, die sie krankheitsbedingt selbst nicht mehr leisten können, einzukaufen.

Eine Selbstversicherung auf der Basis eigener Ersparnisse ist daher beinahe unmöglich. Dies ist vor allem dann der Fall, wenn Invalidität früh im Leben einsetzt. Eine Versicherung hingegen kann die Risiken streuen. Volkswirtschaftlich ist dies auch deshalb von Bedeutung, weil es von einem unangemessenen Konsumverzicht für Ersparnisse entbindet, die unter Umständen nie gebraucht werden. Der Nutzen einer Versicherung gegen Invalidität ist folglich hoch: Simulationsstudien (beispielsweise CHANDRA/SAMWICK 2005) zeigen, dass Individuen im Durchschnitt bereit sind, auf 5 Prozent ihres Konsums während des gesamten Lebens zu verzichten, um die wirtschaftlichen Folgen einer Invalidität vollständig abzusichern.

Notwendigkeit eines Obligatoriums

Eine Versicherung gegen die wirtschaftlichen Folgen der Invalidität deckt zwei Hauptrisiken: zum einen das exogene bzw. genetische Risiko, einen IV-relevanten Schaden / ein Gebrechen zu erleiden, zum andern das Risiko, bei einer gegebenen Schadenswahrscheinlichkeit tatsächlich zum Versicherungsfall zu werden. Das Risiko der Invalidität kann nicht über den Markt gedeckt werden.

Staat als Existenzsicherer — Aus einem sehr einfachen Grund wäre eine freiwillige, private Versicherung nicht tragfähig: Da der Staat in Form der öffentlichen Sozialhilfe als Existenzversicherer letzter Instanz auftritt, wäre ein Grossteil der Bevölkerung, insbesondere Personen mit tieferem bis mittlerem Einkommen, kaum mehr geneigt, sich auf eigene Kosten zu versichern. Wer sich selbst versichern würde, nähme in Kauf, auf Versicherungsleistungen des Staates, die ihm ohne weiteres zustünden, zu verzichten.

Risikoselektion – Unterschiedliche, aber nicht beobachtbare Risiken führen zu Ineffizienzen auf dem Versicherungsmarkt. Eine Einheitsprämie ist grundsätzlich nicht möglich, da sich die Versicherer gegenseitig die guten Risiken mit Zusatzleistungen laufend abwerben würden. Unterschiedliche, risikogerechte Verträge hingegen führen zwangsläufig zu einer Unterversicherung der guten Risiken. Eine vollständige Versicherung der guten Risiken würde auch die schlechten Risiken anziehen und zu Verlusten bei den Versicherern führen. Bei beobachtbaren Risiken hingegen ist eine Versicherung schlechter Risiken unter Umständen gar nicht mehr finanzierbar.

Als Beispiel seien Erbkrankheiten bzw. Geburtsgebrechen angeführt: Die Erbkrankheit Chorea Huntington beispielsweise, auch Veitstanz genannt, ist eine seltene erbliche Erkrankung des Gehirns, bei der es zu Bewegungsstörungen und Wesensänderungen bis hin zur Demenz kommt: Jedes an sich gesunde Kind eines Trägers dieses defekten Gens hat ein 50-prozentiges Risiko, dasselbe Gen ebenfalls zu haben und damit im mittleren Alter krank und invalid zu werden. Würde die Versicherung solche Gebrechen durch genetische Diagnoseverfahren identifizieren und risikogerecht finanzieren wollen, könnten Individuen mit einer hohen Risikowahrscheinlichkeit ihre Prämien kaum mehr bezahlen – ein Phänomen, das man Insurance Destruction Effect nennt (BIRCHLER/BÜTLER 2007). Gerade deshalb muss es beispielsweise einer Versicherung untersagt werden, genetische Informationen bei der Vertragsgestaltung einzufordern und zu benutzen.

Notwendige Solidarität — Jede Versicherung führt (ex post) zu einer Umverteilung von Versicherungsnehmern ohne Schadensfall zu den Versicherungsnehmern mit Schadensfall. Der Markt wird nur jene Risiken versichern, die noch nicht eingetreten sind bzw. deren Eintreten nicht als sicher angenommen werden muss – was gerade bei Geburtsgebrechen genau nicht der Fall ist. Wird nun bei zumindest teilweiser voraussehbarer Schadenswahrscheinlichkeit auf risikogerechte Prämien verzichtet, bedeutet dies, dass es sich im strengen Sinne nicht mehr um eine reine Versicherungslösung handelt, sondern mindestens teilweise eine Umverteilung hergestellt wird. Diese basiert auf einer Solidarität, die notwendig ist, um auch die schlechten Risiken angemessen versichern zu können.

Formen staatlicher Lösungen — Es muss also der Staat eingreifen. Zwei Optionen stehen ihm dabei grundsätzlich offen: Er kann den Markt prinzipiell bestehen lassen, ihn aber so regulieren, dass unter den gegebenen Restriktionen die bestmögliche Lösung erreicht werden kann. Ein Obligatorium beispielsweise, kombiniert mit Kontrahierungszwang und Tarifvorgaben, stellt sicher, dass keine Diskriminierung schlechter Risikomerkmalträger erfolgt; dies ist bei der schweizerischen Krankenversicherung der Fall. Wettbewerb erfolgt dann nur noch über die Kosteneffizienz der Anbieter, worauf jedoch unter Umständen in den Markt in Form von Risikostrukturausgleichen wieder eingegriffen werden muss. Alternativ kann der Staat die Versicherungsleistung auch gänzlich verstaatlichen, was allerdings in Abwesenheit eines aussagekräftigen Vergleichsmassstabes (bzw. Wettbewerbers) nur ungenügende Anreize zur Kosteneffizienz erzeugt.

Die bestmögliche Lösung hängt von den institutionellen Rahmenbedingungen ab, insbesondere von der Ausgestaltung der anderen Sozialversicherungen und der Marktstruktur der potenziellen Anbieter. Zudem kann sich die optimale Bereitstellung der Versicherung im Laufe der Zeit durchaus ändern. In jedem Fall aber bedarf es eines immer wieder zu erneuernden gesellschaftlichen Konsenses zur Legitimation der über eine staatlich-obligatorische Versicherung hergestellten Umverteilung. Ist eine Gemeinschaft bereit, auch voraussehbare Risiken zu tragen, sind Vorkehrungen für die korrekte und effiziente Umsetzung umso wichtiger.

Schwierige Messung der Invalidität

Die einer Versicherung zugrunde liegende Definition von Invalidität ist ausschlaggebend dafür, wie viele Individuen IV-Leistungen in welcher Höhe erhalten. Sie bestimmt somit direkt deren Ausgaben. In der Gesetzgebung der meisten Länder wird unter Invalidität eine Beeinträchtigung der Fähigkeit verstanden, Geld zu verdienen und/oder anderen Tätigkeiten, etwa der Hausarbeit, nachzugehen, wobei die Ursache dieser Beeinträchtigung ein körperliches oder psychisches Leiden ist. Dabei ist die kausale Beziehung zwischen diesem Leiden und der verminderten Leistungsfähigkeit von zentraler Bedeutung. Auch die WHO definiert 1980 Invalidität als eine Einschränkung oder Unmöglichkeit, eine Tätigkeit im normalen Ausmass auszuüben. Was jedoch unter «normalem Ausmass» zu verstehen ist, wird offengelassen. In vielen Ländern hat sich die Praxis durchgesetzt, dass eine Person als invalid gilt, wenn ihr Einkommensausfall infolge der Invalidität eine bestimmte Grenze überschreitet.

Veränderungen im Gesundheitsverständnis — Die engere und damit versicherungsrelevante Definition von Invalidität hängt somit von gesellschaftlichen Wertvorstellungen ab und ist eng verbunden mit dem sich stetig wandelnden Gesundheitsbegriff. So hat in der Schweiz etwa die Ausweitung des Leistungskatalogs in der Krankenversicherung direkte Folgen für die Entwicklung der IV. In den USA konnten 53 Prozent des Anstiegs der männlichen und 38 Prozent des Anstiegs der weiblichen Invalidenquote auf eine Ausweitung des Invaliditätsbegriffs zurückgeführt werden (DUGGAN/IMBERMAN 2006). So ist auch der Invaliditätsbegriff einem Wandel unterworfen. Eine unscharfe Abgrenzung zwischen gesund und krank lässt sich kaum vermeiden, da sich die Schwere der körperlichen oder psychischen Einschränkungen nicht immer genau messen lässt und der Übergang von gesund zu krank auch von der subjektiven Empfindung abhängt. Das Mass der Arbeits(un)fähigkeit bzw. des Ausübens alltäglicher Tätigkeiten hängt zudem nicht direkt vom Gesundheitszustand ab, sondern lediglich von den daraus resultierenden Beeinträchtigungen.

Mögliche Messfehler — Daraus ergeben sich bereits rein formal zwei Arten von möglichen Messfehlern (BENÍTEZ-SILVA 2004): Einer Person wird eine Rente zugesprochen, obwohl sie nicht wirklich invalid ist; im Gegenzug wird einer Person, die die Invaliditätskriterien erfüllen würde, die Rente verweigert. Entscheidend ist der Grenzbereich zwischen Gesundheit und Krankheit, und entsprechend sind deren Auswirkungen auf die erwerbliche oder nichterwerbliche Leistungsfähigkeit [Schemata 1 und 2]: Wer nur wenig gesünder ist als ein Individuum, das gerade auf der Grenze zwischen gesund und krank liegt, kann fälschlicherweise als invalid eingestuft werden. Wer nicht viel kränker erscheint als dieses «Grenzindividuum», läuft jedoch Gefahr, dass sein IV-Gesuch fälschlicherweise abgelehnt wird. Jenseits dieser Grenzfälle sind korrekte Zuordnungen jedoch möglich.

Je grosszügiger Invalidität ausgelegt wird, desto kleiner ist die Wahrscheinlichkeit, dass jemand zu Unrecht von der IV abgewiesen wird. Umgekehrt erhöht

DIE IV – EINE KRANKENGESCHICHTE

Schema 1 Kumulative Gesundheitsverteilung und Messfehler

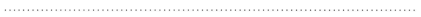

Die gestrichelte Kurve zeigt schematisch die kumulative Gesundheitsverteilung der Bevölkerung. Je weiter rechts man sich auf der horizontalen Achse befindet, desto grösser ist der Anteil der Personen, die gesünder oder mindestens so gesund sind wie der auf der horizontalen Achse dargestellte Gesundheitszustand vorgibt. Die Kurven unterhalb und oberhalb widerspiegeln die Unsicherheit bei der Messung des tatsächlichen Gesundheitszustandes. Da die Messung der Invalidität unvollkommen ist, lassen sich zwei Fehler nicht vermeiden: Zum einen kann eine Person als invalid eingestuft werden, obwohl sie nicht wirklich invalid ist. Zum anderen kann eine Person als gesund erachtet werden, die jedoch invalid ist. Personen links vom Fehlerband werden zu Recht nicht als IV-Rentner eingestuft, Personen rechts davon erhalten korrekterweise eine Rente.

Quelle: eigene Darstellung

03 / VERSICHERUNG MIT TÜCKEN

Schema 2 Empirische Gesundheitsverteilungen bei der Bevölkerung über fünfzig

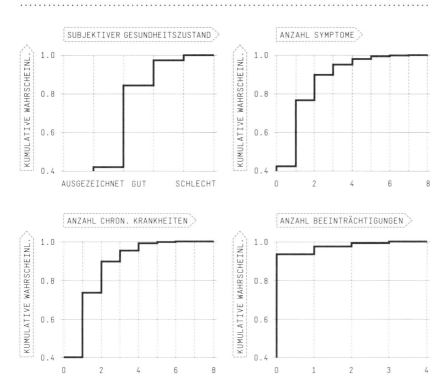

Die Abbildungen zeigen vier Beispiele für die kumulative Gesundheitsverteilung der schweizerischen Bevölkerung über fünfzig. So weisen zum Beispiel 42 Prozent dieser Gruppe keine Krankheitssymptome auf, 77 Prozent höchstens ein Symptom und 89 Prozent höchstens zwei Symptome (oben rechts). Subjektiv fühlen sich 84 Prozent dieser Bevölkerungsgruppe gut bis ausgezeichnet (oben links), auch wenn mehrere von ihnen verschiedene chronische Krankheiten (unten links) oder Symptome haben. 93 Prozent dieser Bevölkerungsgruppe haben keine Einschränkungen im täglichen Leben (unten rechts).

Quelle: eigene Darstellung basierend auf SHARE 2004

sich das Risiko, dass jemand zu Unrecht eine Rente erhält. Eine restriktivere Rentensprechung lässt zwar die Anzahl derjenigen sinken, die fälschlicherweise als invalid eingestuft werden, stuft aber dafür eine grössere Anzahl von wirklich Behinderten als gesund ein. Dass solche Fehleinstufungen tatsächlich eine nicht zu vernachlässigende Bedeutung haben, zeigt eine Analyse aus den USA (BENÍTEZ-SILVA 2004): Aufgrund eines Vergleichs zwischen dem Rentenentscheid der Versicherung und der subjektiv eingestuften Invalidität kommt die Studie zum Schluss, dass rund 20 Prozent der IV-Bezüger eigentlich nicht invalid sind, während 60 Prozent der abgelehnten Personen Anspruch auf eine Rente hätten.

Strategisches Verhalten der Betroffenen

Wie jede Versicherung unterliegt auch die obligatorische Versicherung der Invalidität den Tücken der Informationsasymmetrie: Die Versicherten können in der Regel genauer einschätzen, in welchem Mass sie arbeitsunfähig sind, und sie stehen einem Apparat gegenüber, der diese Einschätzung nicht genau verifizieren kann. Sind die Renten nun relativ (zum Erwerbseinkommen) eher grosszügig, führt dies zu einem Anreiz der Werktätigen, ihren Gesundheitszustand schlechter darzustellen, als er wirklich ist. Dieses «strategische Verhalten» der Betroffenen treibt die Versicherungskosten potenziell in die Höhe, und zwar nicht unbedeutend, wie eine amerikanische Studie zeigt (BOUND 2004): Jeder zusätzliche Dollar an ausbezahlter Rente verursacht Zusatzkosten von 50 Cent, die in erster Linie auf dieses «strategische Verhalten» zurückzuführen sind.

Beobachtet man zudem, wie viele Personen, deren Rentengesuch abgelehnt wurde, danach wieder arbeiten, gibt dies einen weiteren Hinweis auf den möglichen Versuch einer unberechtigten Inanspruchnahme von Versicherungsleistungen: In den USA sind dies 33 Prozent der abgelehnten männlichen

Gesuchsteller. Dabei ist noch nicht berücksichtigt, dass die Arbeitsaufnahme ein weiteres Rentengesuch erschwert, was vermutlich einen Teil der Gesuchsteller davon abhält, überhaupt eine Arbeit aufzunehmen (Parsons 1991). Umgekehrt kann sich die Versicherung veranlasst sehen, Experten hinzuzuziehen, die den Gesundheitszustand der Gesuchsteller besser darstellen, als er ist. Dieses doppelte Anreizproblem lässt sich durch die Schaffung unabhängiger Experten, denen die Gesundheitsprüfung überantwortet wird, zumindest lindern.

Höhere Leistungen, höhere Anreize – Neben den Voraussetzungen für einen Anspruch auf Leistungen und den festgesetzten Prüfverfahren spielen die finanziellen Anreize tatsächlich eine zentrale Rolle, wie mehrere Studien aus den USA, Kanada und Deutschland zeigen. Alle Untersuchungen kommen zum Schluss, dass höhere Leistungen die Anzahl IV-Renten-Bezüger erhöhen, wobei die Effekte allerdings quantitativ unterschiedlich ausfallen. Eine Erhöhung der IV-Renten um 10 Prozent führt in den USA zu einem Anstieg der Anzahl der Bezüger um 9 Prozent, in Deutschland um 4 Prozent (Riphahn 1999), in Kanada um 2,8 Prozent (Gruber 2000). Auch das Risiko eines ablehnenden Bescheids wirkt sich auf die Zahl der Anmeldungen zur Invaliditätsversicherung aus. Eine amerikanische Studie zeigt, dass bei einer Verdoppelung der Ablehnungsquote, also einem doppelt so strengen Verfahren, mit 4,5 Prozent weniger Antragstellern zu rechnen ist (Parson 1991, Gruber/Kubik 1997, Riphahn/Kreider 1998).

04 /
DAS SYSTEM
DER SCHWEIZERISCHEN IV

Im Sinne der soeben skizzierten Versicherungslösung deckt die schweizerische Invalidenversicherung den durch eine Invalidität entstandenen «Schaden» im Rahmen der ersten Säule. Oberstes gesetzliches Ziel dieser Versicherung ist die Eingliederung von Behinderten in die Arbeitswelt bzw. bei Nichterwerbstätigen in den bisherigen Aufgabenbereich. Die behinderten Personen sollen so unterstützt und befähigt werden, dass sie aus eigener Kraft den Lebensunterhalt ganz oder teilweise bestreiten und ein möglichst unabhängiges Leben führen können.

Kriterium der Erwerbsunfähigkeit

Die Schweizerische Invalidenversicherung definiert Invalidität als «die voraussichtlich bleibende oder längere Zeit – mindestens ein Jahr – dauernde ganze oder teilweise Erwerbsunfähigkeit» (Art. 8 ATSG). Gemäss Art. 7 ATSG ist «die Erwerbsunfähigkeit der durch Beeinträchtigung der körperlichen, geistigen oder psychischen Gesundheit verursachte und nach zumutbarer Behandlung und Eingliederung verbleibende ganze oder teilweise Verlust der Erwerbsmöglichkeiten auf dem in Betracht kommenden ausgeglichenen Arbeitsmarkt». Nicht erwerbstätige Minderjährige gelten als invalid, wenn die Beeinträchtigung ihrer körperlichen, geistigen oder psychischen Gesundheit voraussichtlich eine ganze oder teilweise Erwerbsunfähigkeit zur Folge haben wird.

Die Ausrichtung der schweizerischen IV auf das Erwerbsleben spiegelt sich im ökonomischen Invaliditätsbegriff, der dem IV-Gesetz zugrunde liegt: Nicht das Gebrechen als solches begründet Invalidität, sondern einzig dessen Auswirkung auf die Erwerbsfähigkeit. Ein querschnittgelähmter Bankangestellter etwa, der trotz seiner Behinderung dasselbe Einkommen wie sein nichtbehinderter Berufskollege erzielen kann, ist im Sinne des IV-Gesetzes nicht invalid.

Drei Bedingungen — Folglich müssen für den Tatbestand der Invalidität drei Bedingungen erfüllt sein: erstens eine gesundheitliche Einschränkung, wobei es keine Rolle spielt, ob diese die Folge eines Geburtsgebrechens, einer Krankheit oder eines Unfalls ist (medizinisches Element); zweitens eine bleibende oder über eine längere Zeit dauernde Erwerbsunfähigkeit (wirtschaftliches Element); und drittens ein kausaler Zusammenhang zwischen diesen beiden Elementen – oder, wie sich der Bundesrat ausdrückt: «(…) in der Invalidenversicherung darf nur die durch einen Gesundheitsschaden verursachte Erwerbsunfähigkeit berücksichtigt werden. Die durch äussere Faktoren – wie Arbeitslosigkeit – bedingte Unmöglichkeit, eine Erwerbstätigkeit auszuüben, ist davon zu unterscheiden» (BUNDESRAT 24.10.1958: 26).

IV als Volksversicherung

Die IV ist eine Volksversicherung: Per Gesetz sind alle in der Schweiz wohnhaften und/oder erwerbstätigen Personen gegen Invalidität versichert (Art. 1b IVG) und somit auch beitragspflichtig. – Im Gegensatz dazu sind in vielen anderen Ländern, wie beispielsweise den USA, nur die erwerbstätigen Personen gegen Invalidität versichert. In der Schweiz haben versicherte erwachsene

Personen allerdings nur Anspruch auf Leistungen, wenn sie mindestens während eines Jahres IV-Beiträge bezahlt haben.

Finanziert wird die IV über Prämien und allgemeine Steuereinkünfte. Für erwerbstätige Personen beträgt der IV-Beitrag gegenwärtig 1,4 Lohnprozente; bei unselbstständig Erwerbenden wird sie zur Hälfte vom Arbeitgeber bezahlt. Nichterwerbstätige zahlen ebenfalls Beiträge, die aufgrund des Vermögens und allfälliger Renteneinkommen berechnet werden. Die Prämien sind im Gegensatz zu jenen der Unfallversicherung und der beruflichen Vorsorge nicht nach Risiken abgestuft. Ausgenommen von der Beitragspflicht sind verheiratete Personen, falls der Ehepartner den doppelten Mindestbetrag einbezahlt (was schon bei einem Jahreseinkommen von 8500 Franken der Fall ist).

Die Prämien der Versicherten und der Arbeitgeber machten 2006 insgesamt 40,8 Prozent aller Einnahmen aus. Die restlichen Einnahmen der IV stammten nicht aus Prämien, sondern aus allgemeinen Steuereinkünften des Bundes (43,4 Prozent) und der Kantone (14,5 Prozent). Mit der Einführung des NFA (Neugestalteter Finanzausgleich) per 1.1.2008 finanziert der Bund (zusammen mit den Prämien) die individuellen Leistungen an die IV-Bezüger – d.h. die Renten, während die Kantone neu alle übrigen Kosten übernehmen müssen, d.h. die vollen Kosten für die Infrastruktur für Heime und Werkstätten sowie sämtliche Aufwendungen im Rahmen der Wiedereingliederungsmassnahmen. Anders als in der Krankenversicherung werden die Beiträge nicht «automatisch» durch den Bundesrat an die Kostenentwicklung angepasst: Es braucht jedes Mal eine Gesetzesänderung.

Instanzen und Verfahren

Antrag — Wer Leistungen in irgendeiner Form von der IV beansprucht, muss bei der IV-Stelle des Wohnsitzkantons einen Antrag stellen. Diese klärt ab, ob die betreffende Person überhaupt in der schweizerischen IV versichert ist, d. h. in der Schweiz wohnhaft oder erwerbstätig ist, und ob sie Anspruch auf IV-Leistungen hat, d. h. während mindestens eines Jahres Beiträge in die IV einbezahlt hat.

Medizinische Abklärungen — Sind diese nichtmedizinischen Kriterien erfüllt, holt die IV-Stelle Berichte von den behandelnden Ärzten der Antragsteller ein und informiert sich beim früheren Arbeitgeber über Arbeitsausfälle und die Entlöhnung. Bei selbstständig Erwerbstätigen prüft die IV die Verhältnisse vor Ort und wertet die Erfolgsrechnungen und Bilanzen der vergangenen Jahre aus. Bei Hausfrauen und -männern wird eine Haushaltsabklärung ebenfalls direkt vor Ort durchgeführt. Die medizinischen Anspruchsvoraussetzungen werden anschliessend von den Ärzten des regionalen ärztlichen Dienstes (RAD) geprüft. Diese können die Antragsteller auch selber untersuchen oder ein Gutachten bei einer medizinischen Abklärungsstelle (MEDAS) oder einem Facharzt anordnen, falls die Angaben des behandelnden Arztes oder Vertrauensarztes nicht eindeutig sind, was in etwa 8 Prozent der Gesuche der Fall ist. Erst mit der 4. IV-Revision 2004 erhielt der Arzt bei der IV-Stelle eine Untersuchungskompetenz.

Wiedereingliederung — Das Fachpersonal bei der IV-Stelle prüft die für eine berufliche Eingliederung möglichen Massnahmen. Der Antragsteller kann bei Bedarf in einer beruflichen Abklärungsstelle der IV (BEFAS) auf seine Leistungsfähigkeit untersucht werden. Die IV-Stelle ist verpflichtet, die Abklärungen auf sämtliche in Betracht kommenden Leistungen der IV zu erstrecken, auch wenn diese nicht explizit beantragt worden sind.

Mitwirkungspflicht — Die versicherte Person ist zu Auskunftserteilung und Mitwirkung verpflichtet. Wer IV-Leistungen beansprucht, muss zur Feststellung des Sachverhalts beitragen und sich den angeordneten Abklärungs- und Eingliederungsmassnahmen unterziehen. Wird dieser Aufforderung in ungenügendem Masse Folge geleistet, kann die IV-Stelle darauf verzichten, weitere Abklärungen vorzunehmen und, gestützt auf die Akten, entscheiden. Ausserdem kann sie Leistungen verweigern oder kürzen. Zudem ist die versicherte Person dazu verpflichtet, in zumutbarem Rahmen zur Verbesserung der Erwerbsfähigkeit bzw Ausübung der Tätigkeit in ihrem Aufgabenbereich beizutragen (Schadenminderungspflicht).

Medizinische Gutachten — In schwierigen Fällen können Spezialisten von medizinischen (MEDAS) und beruflichen Abklärungsstellen (BEFAS) in Anspruch genommen werden, um medizinische Gutachten zu erstellen oder abzuklären, ob Eingliederungsmassnahmen nötig und möglich sind und ob eine Rentenauszahlung geprüft werden soll. Die Prüfung der vorliegenden medizinischen Berichte und Gutachten im Hinblick auf die medizinischen Anspruchsvoraussetzungen wird von Regionalen Ärztlichen Diensten (RAD) vorgenommen. Die Abgrenzung zu den MEDAS ist nicht immer klar: Bei Bedarf können auch die RAD allfällige medizinische Zusatzuntersuchungen vornehmen.

Sind alle notwendigen Abklärungen abgeschlossen, entsteht frühestens nach 12 Monaten ununterbrochener Arbeitsunfähigkeit von 40 Prozent eine Rente. Ab 1.1.2008 wird zudem die rückwirkende Gewährung der Rente eingeschränkt.

Leistungen

Die Leistungen der schweizerischen IV umfassen – getreu dem Grundsatz «Eingliederung vor Rente» – eine Palette von Eingliederungsmassnahmen sowie schliesslich Rentenzahlungen. Diese Leistungen werden im Folgenden kurz umrissen [Tabelle 4.7].

Massnahmen zur Eingliederung — Eingliederungsmassnahmen beinhalten medizinische Leistungen, berufliche Massnahmen wie Weiterbildung oder Umschulung, finanzielle Beiträge für Sonderschulung, Hilfsmittel sowie zusätzliche Leistungen wie Reisekostenvergütungen. Bei der Ausrichtung medizinischer Leistungen unterscheidet die Invalidenversicherung zwischen angeborenen und erworbenen Leiden. Die Behandlungskosten für angeborene Leiden werden bis zum 20. Lebensjahr von der Invalidenversicherung gedeckt, Behandlungskosten für erworbene Leiden werden grundsätzlich von der Kranken- oder Unfallversicherung bezahlt. Die Kosten für medizinische Massnahmen bei Erwachsenen werden nur von der IV übernommen, wenn sie direkt der beruflichen Eingliederung dienen, wesentliche Beeinträchtigungen der Erwerbsfähigkeit verhindern oder die Erwerbsfähigkeit dauernd und wesentlich verbessern. Unter Massnahmen beruflicher Art fallen Unterstützungen für die erstmalige berufliche Ausbildung, die Absolvierung einer Berufslehre oder die Ausbildung für Tätigkeiten im Haushalt oder in einer geschützten Werkstatt. Kann eine Person durch den Eintritt der Invalidität ihre bisherige Tätigkeit nicht mehr oder nur noch beschränkt ausüben, übernimmt die Invalidenversicherung die Kosten für die Umschulung. Die kantonalen IV-Stellen bieten zusätzlich Dienstleistungen in der Arbeitsvermittlung und Berufsberatung an oder gewähren Kredite, wenn sich Invalide selbstständig machen möchten. Mit der 5. IV-Revision werden ab 2008 zudem Frühinterventionsmassnahmen geleistet.

Weiter übernimmt die Invalidenversicherung Kosten für allfällige Hilfsmittel (z.B. Prothesen, Beinapparate, Hörgeräte, künstliche Augen, Blindenführhunde, Rollstühle oder Motorfahrzeuge), die behinderte Versicherte benötigen, um weiter erwerbstätig bleiben zu können oder ihren privaten Alltag möglichst selbstständig bewältigen zu können.

Überbrückungsleistungen — Die Versicherten haben während der Durchführung von Eingliederungsmassnahmen Anspruch auf ein Taggeld, wenn sie an wenigsten drei aufeinander folgenden Tagen wegen der Massnahmen verhindert sind, einer Arbeit nachzugehen; auch Nichterwerbstätige können Taggelder beanspruchen.

Der Lohnausfall vom Beginn der Arbeitsunfähigkeit bis zum Rentenzuspruch wird sonst je nach Anstellungssituation vor dem Eintreten der Invalidität von der Lohnausfallversicherung des Arbeitgebers, einer privaten Taggeldversicherung, der Arbeitslosenversicherung, der Taggeldversicherung der Unfallversicherung (bei verunfallten Arbeitnehmern) oder der Sozialhilfe überbrückt. Ausserdem richtet die IV an Versicherte, die bei Tätigkeiten wie Ankleiden, Essen oder Körperpflege auf die Hilfe anderer angewiesen sind, dauernde Pflege oder Überwachung benötigen, eine Hilflosenentschädigung aus.

Unterstützung privater Initiativen — Noch immer gibt es zahlreiche private Organisationen und Trägerschaften, die zugunsten der Invaliden Leistungen erbringen, für die sie von der IV entschädigt werden. Im Jahr 2005 beispielsweise belief sich diese Finanzierung auf 2016 Millionen Franken oder 17,4 Prozent der gesamten Ausgaben der IV. Während sich die IV primär die berufliche Eingliederung zum Ziel setzt, kümmern sich die privaten Organisationen in erster Linie um die soziale Eingliederung und bieten entsprechende Beratungs- und Betreuungsdienstleistungen an. PRO INFIRMIS beispielsweise offeriert eine Bauberatung für behindertengerechtes Bauen, sie hilft Invaliden bei der Bewältigung des Alltags und bietet Fahrdienste sowie Erwachsenenbildungskurse an. Schliesslich unterstützt sie behinderte Menschen in Notlagen finanziell. Weitere Beispiele für private Organisationen und Trägerschaften sind die Behindertenselbsthilfe Schweiz (AGILE), die PROCAP für Menschen mit Handicap, der Schweizer Blinden- und Sehbehindertenverband (SBV), FRAGILE SUISSE oder PRO AUDITO SCHWEIZ, die Organisation für Menschen mit Hörproblemen.

Renten — Renten werden grundsätzlich erst gewährt, wenn sichergestellt ist, dass Eingliederungsmassnahmen die Erwerbsfähigkeit nicht mehr oder nur ungenügend wiederherstellen können. Eine sozialpolitisch bedeutsame Ausnahme ist jedoch für nichterwerbstätige Erwachsene vorgesehen: Hausfrauen und Hausmänner beispielsweise, deren Leistung sich nicht in Form eines Einkommens messen lässt, werden aufgrund ihrer Fähigkeit, sich im bisherigen Aufgabenbereich zu betätigen, eingestuft. Eine invalide Hausfrau kann deshalb Anspruch auf eine Rente geltend machen, auch wenn sie vorher keinen Verdienst gehabt hat.

Die IV-Renten entsprechen bezüglich Unter- und Obergrenze bei voller Beitragsdauer weitgehend den AHV-Renten und werden auch nach derselben Methode – den Beitragsjahren und dem durchschnittlichen massgeblichen Einkommen – berechnet. Abweichend davon wurden bei jüngeren Betroffenen bis zur 5. IV Revision der sogenannte Karrierezuschlag hinzugefügt, mit dem sich die Bemessungsgrundlage der Rente nicht am tatsächlichen, sondern zusätzlich am potenziellen Erwerbseinkommen orientierte. – Andere europäische Länder wie Italien, die Niederlande, Österreich und Deutschland haben hingegen den umgekehrten Weg – eine mit dem Alter steigende Ersatzrate – eingeschlagen (AARTS et al. 2000).

Das System der Abstufung — Die Schweiz kennt ein System mit abgestuften Renten: Bei einem Invaliditätsgrad von mindestens 40 Prozent wird eine Viertelsrente ausbezahlt, bei einem Invaliditätsgrad von mindestens 50 Prozent eine halbe Rente, bei einem Invaliditätsgrad von mindestens 60 Prozent eine Dreiviertelsrente und ab einem Invaliditätsgrad von 70 Prozent eine volle Rente. Der Invaliditätsgrad wird mit Hilfe eines Einkommensvergleichs bestimmt. Zuerst wird das Einkommen ermittelt, das ohne gesundheitliche Beeinträchtigung erzielt werden könnte. Davon wird jenes Einkommen abgezogen, das nach Eintritt des Gesundheitsschadens und nach Durchführung der Wiedereingliederungsmassnahmen erzielt werden könnte. Die Differenz ergibt die invaliditätsbedingte Erwerbseinbusse. In Prozent des Erwerbseinkommens ohne gesundheitliche Beeinträchtigung ergibt diese den sogenannten Invaliditätsgrad. Dieser berechnet sich ausschliesslich aus diesen wirtschaftlichen Grössen und hat keinen Zusammenhang mit den Skalen pro beeinträchtigten Körperteil (wie beispielsweise Finger, Hand oder Niere), die bei Kapitalauszahlungen der Unfallversicherung zur Anwendung gelangen.

05 / SCHLEICHENDE FEHLENTWICKLUNGEN

Seit der Einführung der IV vor beinahe 50 Jahren ist die Versicherung stark aus- und umgebaut worden, insbesondere auch durch die Verfügbarkeit von Ergänzungsleistungen und durch das Obligatorium der beruflichen Vorsorge. In dieser Zeit fanden auch bedeutende Veränderungen im Arbeitsmarkt statt, bedingt durch das Wachstum des tertiären Sektors auf Kosten der beiden anderen Sektoren und durch die Öffnung der Grenzen für Güter und Personen. Nicht zuletzt veränderten sich auch die (impliziten) Zulassungskriterien für eine IV-Rente: Die Definition von Invalidität bzw. ihre Interpretation ist von gesellschaftlichen Bewertungen abhängig und hat sich dem ausgeweiteten Gesundheitsverständnis angepasst.

Kumulation von Renten und anderen Leistungen

Laufende Erhöhungen — Bald nach der Einführung der IV zeigte sich, dass viele Rentenbezüger nicht über die notwendigen Zusatzeinkünfte verfügten, um ihren Existenzbedarf decken zu können (BUNDESRAT 1964: 47). Mit der 6. AHV-Revision 1964 wurde daher eine existenzsichernde Höhe der Renten angestrebt, und die Renten wurden um rund 33 Prozent erhöht. In den folgenden Revisionen fanden weitere bedeutende Erhöhungen statt. Seinen

Höhepunkt erreicht dieser Ausbau 1973, als die finanziellen Leistungen noch einmal um 80 Prozent angehoben wurden.

Seit 1984 werden die Renten mit einem Mischindex aus Lohn- und Preisentwicklung angepasst. Sie entwickeln sich damit ungefähr im Gleichschritt mit den Durchschnittslöhnen [Abbildung 5.8]. Aufgrund der historisch und organisatorisch engen Verknüpfung der IV mit der AHV wirkten sich alle erfolgten AHV-Revisionen – und die damit verbundenen Rentenerhöhungen – automatisch auch auf die IV aus.

Trotz diesen Aufstockungen im Rahmen der 5. und 6. AHV-Revision vermochte die IV die Lebenskosten vieler Betroffener nach wie vor nicht zu decken: «Allerdings mussten wir (…) feststellen, dass heute noch eine grosse Zahl von Alten, Hinterlassenen und Invaliden (…) neben der AHV- und der IV-Rente über keine oder nur ungenügende Einkünfte verfügen. Die Renten der beiden Sozialversicherungszweige stellen auch nach der 6. AHV-Revision, wenigstens für Versicherte der unteren Einkommensklassen, kein existenzsicherndes Einkommen dar» (BUNDESRAT 1964: 682). In der Tat betrug die Rente für einen verheirateten Invaliden mit zwei Kindern 1966 zwischen 3300 und 7040 Franken im Jahr, während sich die jährlichen Haushaltsausgaben auf etwa 20 000 beliefen Franken (vgl. BFS 1990).

Ergänzungsleistungen — Die bedarfsorientierten Ergänzungsleistungen, die 1966 eingeführt wurden, sollten Abhilfe schaffen. Ursprünglich bloss als Übergangslösung gedacht, sind die Ergänzungsleistungen heute ein fester Bestandteil des Systems der sozialen Sicherheit. Im Gegensatz zu den Leistungen der Fürsorge, die erst bei Zahlungsunfähigkeit der Verwandten ausbezahlt werden und die grundsätzlich rückerstattungspflichtig sind, sind die Ergänzungsleistungen eine Versicherungsleistung, auf die ein klar umschriebener und einklagbarer Anspruch besteht. Übersteigen die gesetzlich anerkannten Ausgaben von IV-Rentnern die anrechenbaren Einnahmen, wird – auf Antrag der Rentenbezüger – eine Ergänzungsleistung zugesprochen. Dabei werden etwa Mietkosten bei den anrechenbaren Ausgaben nicht pauschal, sondern individuell angesetzt. Auch Lasten der Krankenversicherung und Zahnarztkosten können durch die Ergänzungsleistungen abgenommen werden. Die Lage der IV-Rentner in unteren Einkommensklassen veränderte sich durch die Einführung der Ergänzungsleistungen deutlich: Zusammen mit den Ergänzungsleistungen sichert die IV-Rente nun ein existenzsicherndes Mindesteinkommen. Die Ergänzungsleistungen werden über kantonale Steuern finanziert [Abbildung 5.9].

Berufliche Vorsorge — Die Einführung der beruflichen Vorsorge 1985 trug zu einer weiteren Erhöhung der Rente im Invaliditätsfall bei, und zwar primär für Betroffene der mittleren und oberen Einkommensklassen. Gemäss Verfassung sollte die BV zusammen mit AHV/IV «die Fortsetzung der gewohnten Lebenshaltung in angemessener Weise» ermöglichen. Stellt die IV eine Invalidität fest, löst dies in der Regel automatisch eine Leistung der zweiten Säule aus. (Im Falle eines Unfalls bezahlt die Unfallversicherung eine Rente, sodass der Beitrag der Pensionskasse oft nicht mehr erforderlich ist.) Die Höhe der Invalidenrenten der Pensionskassen variiert je nach Reglement stark, das Gesetz macht nur minimale Vorgaben. Im obligatorischen Bereich der beruflichen Vorsorge kann die Rente bei Eintreten der Invalidität in jungen Jahren und bei Personen mit kurzen oder unterbrochenen Berufskarrieren sehr tief sein. Viele Kassen verwenden jedoch für die Leistungen bei Invalidität ein Leistungsprimat, sodass die Rente relativ hoch sein kann.

Durch diese automatische Verknüpfung von IV und BVG stiegen die Ausgaben für Invalide auch in der beruflichen Vorsorge dramatisch: 1992 wurden in der beruflichen Vorsorge 0,819 Milliarden Franken für Invalidenrenten ausgerichtet, im Jahr 2004 betrugen die Ausgaben bereits 2,194 Milliarden Franken; die Zahl der Bezüger verdoppelte sich im gleichen Zeitraum von 60 597 auf 131 704.

Zunahme psychischer Krankheiten

Seit 1997 hat der Anteil der IV-Bezüger aufgrund psychischer Krankheiten (psychogene oder milieureaktive Störungen, Neurosen, Borderline, einfache psychische Fehlentwicklungen, funktionelle Störungen des Nervensystems und psychosomatische Störungen) stark zugenommen. Schon im Januar 1997 waren psychische Krankheiten mit 28 Prozent die häufigste Ursache des Bezugs einer IV-Rente. In der Folge nahm der Anteil um 10,4 Prozentpunkte auf 38,4 Prozent im Januar 2007 zu. Damit ist «psychische Krankheiten» die einzige Ursachenkategorie, deren Anteil gestiegen ist. Mit Ausnahme der Kategorie «Knochen und Bewegungsorgane» (bei dieser ebenfalls nur relativ schwer zu diagnostizierenden Ursache blieb der Anteil bei ca. 21 Prozent relativ konstant) ging der Anteil bei allen anderen Kategorien zurück. Betrachtet man die absoluten Zahlen, so zeigt sich, dass sich zwischen Januar 1997 und 2007 die Anzahl IV-Bezieher aufgrund psychischer Krankheiten von etwa 48 500 auf etwas unter 97 500 mehr als verdoppelt hat [Abbildung 5.10]. Die Kategorie mit dem zweitstärksten Zuwachs sind die «Knochen und Bewegungsorgane». Hier betrug der Zuwachs im gleichen Zeitraum ca. 46 Prozent. Ein ähnliches Bild zeichnet sich bei den Neurentenbezügern [Abbildung 5.11]. Waren im Jahr 1997 psychische Krankheiten in 30 Prozent der Fälle die Ursache für einen Neurentenbezug, so waren es 2006 bereits 40 Prozent. Allerdings zeigt sich, dass auch in dieser Kategorie die Anzahl Neurentenbezüger im Vergleich zu den Vorjahren deutlich gesunken ist.

Ausweitung des Invaliditätskriteriums — In der politischen Debatte wird oftmals die Vermutung geäussert, dass dieser Anstieg nichtobjektivierbarer Gesundheitsbeeinträchtigungen, insbesondere psychischer Krankheiten, auf «Scheininvalidität», also das Vortäuschen einer gesundheitlichen Beeinträchtigung, zurückzuführen sei. Den Anstieg psychischer Krankheiten mit einer höheren Rate von zu Unrecht bezogenen Rentenleistungen gleichzusetzen, ist jedoch heikel. Er kann genauso die Folge einer impliziten Ausweitung des

Invaliditätskriteriums sein. Auffällig sind in diesem Zusammenhang die eher geringen Unterschiede zwischen Ländern mit ähnlichen gesellschaftlichen und wirtschaftlichen Rahmenbedingungen (HEJIDEN/PRINS 2005): In der Schweiz betrug der Anteil der IV-Neurenten-Bezüger, die aufgrund einer psychischen Krankheit neu eine Rente erhielten, im Jahr 1999 etwa einen Drittel, in Deutschland 28 Prozent, in Schweden 24 Prozent und in den Niederlanden 33 Prozent.

Auch zwischen den Schweizer Bürgern gibt es bemerkenswerte Unterschiede in der Zusammensetzung der IV-Rentner, insbesondere je nachdem, ob die IV-Bezüger im In- oder Ausland leben. Gemäss IV-Statistik 2006 erhalten rund 40 Prozent der Neurentenbezüger mit Wohnsitz in der Schweiz wegen psychischer Gebrechen eine Rente, bei den Schweizern mit Wohnsitz im Ausland sind dies nur rund 25 Prozent.

Hoher Ausländeranteil

In der Debatte über die Entwicklung und Verschuldung der IV hat auch die Ausländerfrage eine grosse Rolle gespielt. Unter dem Gesichtspunkt des Verhältnisses zwischen Invalidität und Nationalität zeigt sich zunächst überall der bekannte Zusammenhang zwischen Alter und Invaliditätshäufigkeit, bei dem es mit Ausnahme der Geburtsgebrechen bis zum 40. Lebensjahr keine Unterschiede zwischen Schweizern und Nichtschweizern gibt. Ab dem 40. Lebensjahr jedoch zeigen sich dann deutliche Differenzen. So ist die Wahrscheinlichkeit bei Ausländern, eine IV-Rente zu beziehen, ab dem 40. Altersjahr deutlich höher, ab dem 50. Altersjahr sogar doppelt so hoch. Aufgeschlüsselt nach Gebrechensarten, ist der Anteil der IV-Rentner ausländischer Herkunft bei den Gebrechenskategorien Knochen und Bewegungsapparat sowie Unfall am höchsten. Dies dürfte auch mit dem grossen Anteil ausländischer Erwerbstätiger in besonders exponierten Berufen wie etwa dem Baugewerbe zusammenhängen [Abbildung 5.12].

Häufung psychischer Krankheiten — Während bei den 50- bis 59-jährigen Schweizern rund 8 Prozent eine Rente wegen psychischer Krankheiten beziehen, sind es bei den Ausländern derselben Alterskategorie jedoch 16 Prozent. Gerade in dieser Kategorie muss offen bleiben, ob dieser hohe Invalidisierungsgrad etwa auf ein tendenziell tieferes Bildungsniveau zurückgeführt werden kann. Auch mangelnde Integration und damit Marginalisierung können Gründe sein. Schliesslich können gar Traumata und andere belastende Erfahrungen mitspielen. Nicht ausgeschlossen werden kann – wie bei IV-Renten-Gesuchstellern schweizerischer Herkunft – die Medikalisierung als Einfallstor für die Rentenerschleichung. Der jüngst thematisierte Boom von selbstständigen IV-Beratungsbüros, die – zwar mit unterschiedlichem Erfolg – primär Rückenleiden und andere schwer definierbare Krankheiten «empfehlen», können als Hinweis hierauf gelesen werden.

Von den knapp 300 000 Renten werden derzeit rund 42 000 ins Ausland bezahlt, davon 36 000 an Ausländer. Es kann jedoch nicht beziffert werden, ob auch ins Ausland zurückgekehrte Ausländer genauso stark oder noch stärker invalidisiert sind als in der Schweiz verbliebene Ausländer. Die an Ausländer im Ausland bezahlte Durchschnittsrente von 911 Franken ist zudem deutlich tiefer als die Durchschnittsrente von 1280 Franken an Ausländer in der Schweiz, während der Unterschied bei den Schweizern viel geringer ausfällt: Ein Schweizer erhält im Inland eine Durchschnittsrente von 1497 Franken, im Ausland eine von 1418 Franken (IV-Statistik Januar 2007).

Ein Hauptproblem ist, dass IV-Rentner im Ausland – also Ausländer wie Schweizer – weder betreut noch kontrolliert werden. Dies erschwert nicht nur die Wiedereingliederung, sondern verunmöglicht auch die Kontrolle allfälliger Erwerbseinkommen. Damit wird zwar ein negativer Arbeitsanreiz ausgeschaltet, der jedoch der IV nichts nützt. Kaufkraftbedingt ist eine schweizerische IV-Rente in den meisten anderen Ländern mehr wert als in der Schweiz. Zudem fallen im Ausland keine Ergänzungsleistungen an, weshalb sich nicht ausschliessen lässt, dass eine Präsenzpflicht der IV-Rentner im Land die Kosten erhöhen würde. Dennoch: Kaufkraftunterschiede und die faktische Unmöglichkeit, eine Erwerbstätigkeit zu erfassen, erhöhen den Anreiz, eine Rente im Ausland zu beziehen. Dass die Auszahlung einer IV-Rente zudem nicht an eine ständige oder periodische Präsenzpflicht oder anderweitige Kontrollen gebunden ist, erhöht den Anreiz zusätzlich.

Hürden für die Eingliederung

Indem sie die Wiedereingliederung in den Vordergrund rückten, vollbrachten die Gründerväter der IV eine eigentliche Pioniertat: «(…) das Hauptgewicht der in- und ausländischen Invalidengesetzgebung lag während langer Zeit bei der Ausrichtung von Geldleistungen. Heute jedoch wird allgemein anerkannt, dass sich eine sozialpolitisch wertvolle Hilfe in erster Linie mit der Behebung des Schadens befassen muss» (BUNDESRAT 1958: 1152). Ethische, soziale, volkswirtschaftliche und nicht zuletzt finanzielle Gründe hatten die Gründer der IV dazu bewogen, der Wiedereingliederung ins Erwerbsleben gegenüber der Rente den Vorrang zu geben. Faktisch gab es jedoch seit Beginn etliche systemimmanente Hemmnisse, die der Reintegration im Wege standen.

Überlastete Beratungsstellen — Die für eine Wiedereingliederung notwendigen Institutionen waren bei der Einführung der IV nur in rudimentärer Weise vorhanden. Denn obwohl die Eingliederung in der IV eine prominente Rolle spielen sollte, schaffte man zur Umsetzung der Integration keine eigenen Organe, sondern betraute damit bereits bestehende private Institutionen. Weder verfügten diese über die notwendigen Erfahrungen in der Vermittlung Behinderter, noch blieb ihnen bis zur Einführung der IV genügend Zeit, um eigene Strukturen aufzubauen. Vier private Organisationen in Lausanne,

Zürich, Bern und Basel wurden zu Regionalstellen der Invalidenversicherung umfunktioniert. Dort waren jeweils ein Berufsberater und ein Vermittler für die Berufsberatung und die Arbeitsvermittlung zuständig. Die wenigen Regionalstellen waren jedoch schnell überfordert, denn für die Durchführung der umfangreichen Abklärungen fehlte es an Personal sowie an objektiven, standardisierten Diagnostikhilfen und -tests, die die Abläufe hätten beschleunigen können (vgl. Kapitel 9).

Obwohl bereits die Expertenkommission darauf hingewiesen hatte, dass der Erfolg von Eingliederungsmassnahmen von ihrer raschen Umsetzung abhängt (Eidgenössische Expertenkommission 1956: 53), stellte die iv weder die entsprechenden personellen noch finanziellen Ressourcen dazu bereit. Ein Beamter des Kantons Zürich spricht «von einer kafkaesken Situation» (Tages-Anzeiger, 12.6.1989).

Im Rahmen der 2. iv-Revision 1987 versuchte man eine Beschleunigung des Verfahrens zu erreichen, indem den Regionalstellen die Kompetenz zugestand wurde, Massnahmen für die berufliche Eingliederung einzuleiten, ohne zuerst den Beschluss der iv-Kommission abwarten zu müssen. Um näher bei den Versicherten zu sein und die Zuständigkeiten zu bündeln, wurden im Rahmen der 3. iv-Revision 1995 die kantonalen iv-Stellen geschaffen, die alle Aufgabenbereiche der iv unter einem Dach vereinen. Dadurch wurde die iv für die Versicherten leichter zugänglich und transparenter, doch die beruflichen Abklärungen zogen sich noch mehr in die Länge als bisher. Ziel der 4. und erst recht der 5. iv-Revision war es schliesslich, die Arbeitsvermittlung zu verstärken.

Ungenügende Massnahmen — Die Liste der möglichen Reintegrationsmassnahmen war lange Zeit sehr limitiert. Bis zur 4. iv-Revision wurden die notwendigen Anpassungen aus juristischen Gründen unterlassen. Es wurde argumentiert, dass neue Massnahmen die Chancengleichheit unter den Behinderten verletzen könnten, was Anfechtungen zur Folge haben könnte. Auf der anderen Seite entwickelten sich die Anforderungen des Arbeitsmarktes schnell weiter. Der beschränkte Katalog beruflicher Massnahmen konnte dieser Entwicklung immer weniger Rechnung tragen.

Zudem waren die Massnahmen seit Beginn primär auf körperlich Behinderte zugeschnitten; spezielle Eingliederungsmassnahmen für geistig und psychisch Behinderte, die deren Bedürfnissen entsprachen, fehlten bei der Lancierung der IV gänzlich, weshalb oft nur die Option Rente blieb. Die geistig Behinderten erhielten in der 1. IV-Revision 1968 immerhin das Recht auf Sonderschulung. Für psychisch Behinderte bestehen auch heute keine adäquaten Eingliederungsmassnahmen. Mit der 5. IV-Revision kommen nun erstmals soziale Integrationsmassnahmen zur Anwendung, die für psychisch Behinderte oft die nötige Voraussetzung für eine berufliche Wiedereingliederung bilden.

Die späte Berücksichtigung der spezifischen Bedürfnisse psychisch kranker Menschen hat verschiedene Gründe. Erstens waren psychische Störungen bei der Gründung der IV viel weniger verbreitet: «Für den historischen Gesetzgeber der 1950-Jahre des letzten Jahrhunderts standen praktisch ausschliesslich die physischen und geistigen Gesundheitsschäden im Vordergrund. Die psychischen Störungen kannte er kaum» (SOZIALE SICHERHEIT 2003: 338). Zweitens waren die psychisch Behinderten bei der Gründung der IV unter die geistig Behinderten subsumiert worden: «So kann man (…) unter ‹geistigem Gesundheitsschaden› entweder nur einen durch eine Geisteskrankheit im engsten Sinn des Wortes verursachten Schaden verstehen oder aber – bei einer weitherzigeren Auslegung – jede Veränderung des psychischen Gleichgewichts», fasst ein Psychiater die Situation zusammen (ZAK 1963: 306).

Erst 1988 erfolgte in der Wegleitung über Invalidität und Hilflosigkeit (WIH) eine Dreiteilung invaliditätsrelevanter Gesundheitsschäden in die Kategorien körperlich, geistig und psychisch. Schliesslich lebten psychisch Behinderte bis in die 1980er-Jahre vorwiegend in geschlossenen Anstalten, weshalb eine berufliche Eingliederung gar nicht erst angestrebt wurde. Diese sehr langsame Entwicklung von beruflichen Massnahmen, die den spezifischen Ansprüchen psychisch Behinderter Rechnung tragen, steht in auffälligem Kontrast zur starken Zunahme eben dieser Art von Gebrechen seit den 1980er-Jahren.

Lange Wartezeiten — Die Wiedereingliederung behinderter Menschen wird durch eine lange Verfahrensdauer weiter erschwert. Im Jahr 2002 haben die kantonalen IV-Stellen im Durchschnitt 79,5 Prozent der erstmaligen Gesuche innerhalb eines Jahres erledigt. Bei 6,1 Prozent der Fälle vergingen mehr als zwei Jahre von der Anmeldung bis zum Entscheid, wobei es grosse kantonale Unterschiede gibt. Für die langen Wartezeiten gibt es mehrere Gründe. Eine grosse Rolle spielen die Komplexität der Abklärung mit einer Vielzahl von involvierten Institutionen sowie die hohe Anzahl der Rechtsstreitigkeiten. Rund 90 Prozent der negativen Rentenentscheide werden rechtlich angefochten (BSV: Medienmitteilung 1.9.2005). Schliesslich warten viele von einem gesundheitlichen Leiden betroffene Personen viel zu lange, bis sie die IV-Stelle kontaktieren. Aktuell werden über 90 Prozent der Anmeldungen bei der IV-Stelle erst nach einem Jahr Arbeitsunfähigkeit eingereicht (Expertengespräch mit Corinne ZBÄREN-LUTZ, Geschäftsführerin der IV-Stellen-Konferenz).

06 /
NEGATIVE ANREIZE UND INSTITUTIONELLE SCHWÄCHEN

Die wirtschaftlichen und sozialpolitischen Entwicklungen seit der Einführung der IV haben die Anreize der Betroffenen verändert. Gesundheitlich angeschlagene Menschen haben gute Gründe, eine Invaliditätsrente zu beantragen, und wenig Anreiz, sich um eine Wiedereingliederung zu bemühen. Die finanzielle Attraktivität der Rente hat deutlich zugenommen, während umgekehrt die Eingliederungsmassnahmen an Bedeutung verloren haben: Sie haben weder mit den Trends am Arbeitsmarkt noch mit der Entwicklung der Krankheitsbilder Schritt gehalten.

Ausbau der IV-Leistungen

Zwischen 1965 und 1974 sind die minimalen und maximalen sowie die durchschnittlichen ordentlichen Invalidenrente im Vergleich zu den Nominallöhnen deutlich angestiegen. Damit ist die IV-Rente deutlich attraktiver geworden. Für alle Lohnniveaus sind die Ersatzraten – sie bezeichnen das Verhältnis der IV-Renten-Zahlungen zum AHV-Bruttolohn – kontinuierlich angestiegen. Das kräftigste Wachstum geht auf die 8. AHV-Revision zurück, die 1973 in Kraft getreten ist und die Renten um 80 Prozent erhöht hat. Seither sind die Ersatzraten für die IV relativ konstant geblieben.

Hohe Ersatzraten durch Leistungskombinationen — Auf den ersten Blick erscheinen die Bruttoersatzraten der IV allerdings relativ tief und höchstens für kleinere Einkommen finanziell attraktiv [Abbildung 6.14]. Die Betrachtung der Rentenhöhe allein unterschätzt jedoch die Attraktivität einer Invalidenrente, da sie andere Versicherungsleistungen nicht berücksichtigt – insbesondere jene aus der beruflichen Vorsorge, der Unfallversicherung und den Ergänzungsleistungen. Ferner haben IV-Bezüger neben der ordentlichen IV-Rente Anspruch auf eine Kinderrente in der Höhe von 40 Prozent der entsprechenden IV-Rente und von 15 bis 20 Prozent der BVG-Invalidenrente für jedes Kind unter 18 Jahren (bzw. bis zum Abschluss der Ausbildung, längstens aber bis zum vollendeten 25. Altersjahr). Im Einzelfall konnte z.B. im Jahr 2006 ein verheirateter Ehemann mit zwei Kindern bei voller IV-Rente pro Jahr allein mit IV und EL 68 800 Franken beziehen und sich zusätzlich den Zahnarzt für die ganze Familie bezahlen lassen (CASAULTA/REICHMUTH 2006: 217ff).

Mit der Aufstockung der IV-Rente durch die Leistungen der zweiten Säule hat sich der Anreiz, eine IV-Rente zu beantragen, grundlegend verändert. Zwar verfügten schon vor der Einführung des BVG-Obligatoriums 1985 fast 60 Prozent der Arbeitnehmenden über eine berufliche Vorsorge. Die Ausweitung auf alle unselbstständig Erwerbenden, die pro Jahr rund 20 000 Franken und mehr verdienen, und die mit dem Obligatorium verbundene Erhöhung der Leistungen führen zu einer deutlichen Steigerung der durchschnittlichen Ersatzrate. Schon die IV-Expertenkommission war sich dessen bewusst, dass Zusatzeinkünfte aus anderen Versicherungen eine IV-Rente zu attraktiv machen könnten. Als vorbeugende Massnahme setzte sie deshalb die IV-Renten relativ tief an: «In den mittleren und oberen Einkommensstufen werden die Invalidenrenten (…) etwa die Hälfte des Existenzminimums ersetzen. (…) Man darf zunächst nicht übersehen, dass Angehörige dieser Einkommensschichten sehr oft einer autonomen Pensionskasse (…) angeschlossen sind; das Bestehen anderer Versicherungseinrichtungen, die sich ihrerseits immer mehr entwickeln, muss in der schweizerischen Sozialversicherung unbedingt berücksichtigt werden» (Expertenkommission 1956: 110).

Zusammen mit den Leistungen aus der zweiten Säule oder der Unfallversicherung sowie allfälligen Kinderrenten kann der bisherige Lebensstandard von vielen IV-Rentnern in vielen Fällen beinahe ohne Abstriche gehalten werden [Tabelle 6.15]. Zudem müssen bei Invalidität keine Sozialversicherungsbeiträge mehr entrichtet werden, und die Steuerlast fällt tiefer aus. Die maximal erreichbare relative Höhe der Invaliditätsleistungen im Vergleich zum vorher verfügbaren Einkommen nach Steuern (die sogenannten Nettoersatzraten) ist heute über alle Einkommen beinahe konstant. Dies rührt in erster Linie daher, dass besser verdienende Personen in der 2. Säule eine höhere Rente erzielen können. Dies relativiert die Aussage, IV-Renten seien für Personen mit tiefem Einkommen attraktiver.

Die hohe Attraktivität einer IV-Rente in Kombination mit Leistungen aus der zweiten Säule oder der Unfallversicherung ist jedoch nur bei Kassen mit Leistungsprimat in der Invalidenversicherung der Fall. Die Nettoersatzraten (ohne Berücksichtigung der Ergänzungsleistungen) sind für Arbeitnehmer, die nur dem obligatorischen BVG unterstellt sind oder eine unterbrochene Arbeitskarriere haben, deutlich niedriger.

Berücksichtigung potenzieller Lohnentwicklungen — Noch bis zur 5. IV-Revision erzielten jüngere Leistungsempfänger eine höhere Ersatzrate, da die Bemessungsgrundlage für die IV-Rente um eine potenzielle Einkommensentwicklung aufgrund einer hypothetischen Karriereentwicklung ergänzt wurde. Diese finanziellen Anreize dürften ein Grund dafür sein, dass der Anteil jüngerer IV-Rentner in der Schweiz im internationalen Vergleich recht hoch ist.

Die möglichen Auswirkungen der finanziellen Anreize auf die Anzahl der IV-Renten waren den Gründern der schweizerischen IV sehr wohl bewusst.

Ursprünglich fiel der IV-Rente die Funktion zu, «als wertbeständige Basisleistungen Grundlage und Anreiz für die übrigen Sicherungsbestrebungen zu sein» (BUNDESRAT 1964: 46). Die Renten wurden bewusst tief gehalten, um einen Anreiz für eigene Sicherungsbestrebungen in Form der Selbstvorsorge oder der beruflichen Kollektivversicherungen zu setzen. Zudem fürchtete man, dass grosszügigere Leistungen den Anreiz zur Berufstätigkeit senken und zum Bezug einer Rente erhöhen könnten. «(...) Invalidenrenten, die in allen Fällen den vollen Lebensunterhalt sicherzustellen vermögen, können sehr leicht zu Rentenpsychosen führen (...)» (EXPERTENKOMMISSION 1956: 11).

Wenig attraktive Eingliederung

Trotz regelmässige Überprüfungen werden die IV-Renten de facto auf Lebenszeit gewährt: «Von den 49 700 Revisionsverfahren, die die IV-Stellen im Jahr 2002 durchgeführt hatten, blieben nach Angaben des Bundesrats 84 Prozent der überprüften Renten unverändert, 11 Prozent wurden erhöht und nur 5 Prozent wurden reduziert bzw. aufgehoben» (PARLAMENTARISCHE VERWALTUNGSKONTROLLE 2005: 24). Dies steht in krassem Gegensatz zu den Unsicherheiten am Arbeitsmarkt: Auch bei einer erfolgreichen Reintegration gibt es keine Beschäftigung mit lebenslanger Anstellungsgarantie. Umso mehr kann der Erhalt einer Rente in die Abhängigkeit führen.

Sichere Renten, unsicherer Arbeitsmarkt — Für Betroffene, die den Weg in die Arbeitswelt wieder gefunden haben, besteht immer das Risiko, die Stelle zu verlieren, sei es infolge von Restrukturierungen oder aufgrund krankheitsbedingter Leistungsausfälle. Verliert ein ehemals Invalider seine Arbeit, kann er zudem nicht automatisch auf eine früher einmal zugesprochene IV-Rente zurückgreifen; stattdessen muss das IV-Verfahren nochmals von vorne begonnen werden. «Erwiesen ist auch, dass man schnell aus der Rentenberechtigung fliegt, aber nur nach mühsamsten Prozeduren wieder rentenberechtigt wird, falls der Verdienst wegfällt. Da verliert man jede Arbeits- und Risikofreude», kommentierte Beat KAPPELER (WELTWOCHE 6.3.1997).

Finanzielle Einbussen — Es sind jedoch nicht nur der Aufwand und das Risiko, die durch ein erneutes IV-Verfahren entstehen würden, die Betroffene kaum dazu ermuntern, sich um die berufliche Wiedereingliederung zu bemühen. Bei älteren Arbeitnehmern würde die Wiederaufnahme der Berufstätigkeit mit hoher Wahrscheinlichkeit zu finanziellen Einbussen führen. Wegen gesundheitlicher Einschränkungen könnte kaum derselbe Lohn erzielt werden, womit gleichzeitig die künftigen Altersrenten geschmälert würden.

Bei den jüngeren Betroffenen hingegen sind die Kinderrenten (von IV und BVG) attraktiv, selbst wenn die Rente per se nicht so hoch ist. Ein Wiedereinstieg ins Berufsleben würde nicht nur zum Verlust der Kinderrente (Kinderzulagen sind im Schnitt deutlich kleiner), sondern möglicherweise auch zu zusätzlichen Kosten der Kinderbetreuung führen. Auch der eingangs beschriebene Karrierezuschlag machte die IV-Rente speziell für jüngere Personen attraktiv und wirkte sich negativ auf die Bemühungen um eine Arbeitsaufnahme aus.

Rentenabstufung ohne Wirkung — Als nicht ideal hat sich auch die grobe Abstufung der Renten erwiesen, da sie unter Umständen die Motivation der Betroffenen schwächt, das Risiko einer Wiedereingliederung auf sich zu nehmen. Ein IV-Rentner, der eine Erwerbsarbeit aufnimmt und damit sein Einkommen steigert, läuft Gefahr, dass sein Invaliditätsgrad gesenkt und seine Rentenberechtigung abgesprochen wird: «Erbringt ein Rentenbezüger eine Leistung, durch welche der Erwerb gesteigert wird, geht er das Risiko ein, seiner Rente verlustig zu gehen, um am Schluss weniger zu haben als vorher. Das wirkt sich in hohem Masse kontraproduktiv auf den beruflichen Eingliederungswillen aus» (NZZ 1984).

Als Reaktion auf diese negativen Anreize wurde in der 2. IV-Revision 1988 zunächst die Viertels- und in der 4. IV-Revision 2004 die Dreiviertelsrente eingeführt. Nach wie vor dominieren jedoch halbe und vor allem ganze Renten: Im Januar 2006 wurden 220 000 ganze Renten, 10 000 Dreiviertelsrenten, 51 000 halbe Renten und 9000 Viertelsrenten ausgerichtet (BUNDESAMT FÜR SOZIALVERSICHERUNG 2005: 14). Ob die Arbeitsmarktlage oder Unsicherheiten bei der Invaliditätsbeurteilung die Administratoren davon abhalten, Teilrenten zu gewähren, sei dabei nicht relevant, klar sei jedoch, dass in den meisten Fällen «die Antragsteller entweder als Vollinvalide anerkannt werden oder gar keine Rente erhalten» (AARTS et al. 1996: 163).

IV grosszügiger als Arbeitslosenversicherung und Sozialhilfe

Zeitlich beschränkte ALV-Leistungen — Im Vergleich zu den Leistungen der Arbeitslosenversicherung ist eine IV-Rente finanziell nach wie vor attraktiv. Die ALV richtet Taggelder aus, die zwischen 70 und 80 Prozent des versicherten Verdienstes liegen. Die Einkommensersatzraten der IV unter Einbezug der BV liegen in allen Einkommensklassen in der Regel ebenfalls bei 70 Prozent, können aber – insbesondere in niedrigen Einkommensklassen oder dank Leistungen der Unfallversicherung – auch höher liegen. Im Gegensatz zur zeitlich begrenzten Unterstützung durch die ALV kennt die IV-Rente in der Regel eine unbeschränkte Bezugsdauer. ALV-Taggelder werden für maximal 400 Tage gesprochen, eine IV-Rente wird praktisch auf Lebenszeit gewährt.

Pflichten von ALV-Bezügern — Der Bezug von Leistungen der ALV ist ausserdem mit Pflichten verbunden: Der Versicherte muss sich aktiv um eine Stelle bemühen, eine vermittelte zumutbare Arbeit annehmen und an arbeitsmarktlichen Massnahmen teilnehmen. Bei der IV hingegen entfallen diese Pflichten als Vorraussetzung für den Weiterbezug von Leistungen weitestgehend. Dass dies Folgen für die Anzahl der IV-Leistungs-Bezüger haben könnte, zeigt eine

Studie über die Verschärfung des Zugangs zu Leistungen der IV in den Niederlanden (DE JONG et al. 2006): Voraussetzung für den Bezug von Leistungen aus der Invalidenversicherung (ebenfalls nach einem Jahr) ist ein Reintegrationsplan, der zu Beginn der Erkrankung ausgearbeitet und dessen Umsetzung streng kontrolliert wird. In einem Kontrollbericht wird festgehalten, welche Aktivitäten von Arbeitnehmer und Arbeitgeber im Hinblick auf eine Wiedereingliederung unternommen wurden. Wurde der Reintegrationsplan nicht mit der nötigen Sorgfalt umgesetzt, müssen Arbeitnehmer und Arbeitgeber mit Sanktionen rechnen, etwa dem Verlust des Kündigungsschutzes für den Arbeitnehmer oder der vollständigen Überwälzung der Rentenzahlungen an den Arbeitgeber. Die verschärfte Kontrolle dieser Berichte hat in den Niederlanden tatsächlich zu einem spürbaren Rückgang der IV-Anträge geführt.

Die Leistungen der IV zusammen mit dem damit verbundenen Recht auf Ergänzungsleistungen sind in den allermeisten Fällen auch attraktiver als die knapper bemessene Sozialhilfe (HOFMÄNNER 2007). Menschen in finanzieller Not haben deshalb starke Anreize, eine IV-Rente anzustreben. Weitere Vorteile einer IV-Rente gegenüber der Sozialhilfe sind die höhere Vermögensfreigrenze sowie die Entbindung von der Rückzahlungspflicht, die bei der Sozialhilfe gilt. All diese Gründe haben die IV über die Jahre eher noch attraktiver gemacht.

TEIL II

DIE AKTEURE UND IHRE GESCHICHTE

Die Schieflage der IV lässt sich nicht auf den Fehler einer spezifischen Instanz oder die «Schuld» einer Gruppe zurückführen. Die reale Umsetzung der IV resultiert vielmehr aus dem Zusammenspiel verschiedenster Akteure mit unterschiedlichen Interessenlagen und je eigenen Geschichten bzw. Pfadabhängigkeiten. Die Ärzte fungieren als «Pförtner» zu einem System mit sozialpolitischen Vorgaben, ihr Referenzsystem sind aber Gesundheitsdefinitionen, die weitestgehend von einem innermedizinischen Diskurs bestimmt werden. Die IV-Vollzugsorgane sind die eigentlichen Anlaufstellen und Drehscheiben für Rentengesuch, -entscheid und -auszahlung. Durch ihre Anbindung an die AHV bis 1995 konnten sie jedoch kaum ein eigenständiges Handlungsfeld etablieren, was sich vor allem auf die Wiedereingliederungsanstrengungen negativ auswirkte. Der zweite Teil schildert die Entwicklung solcher Widersprüche und Konflikte für sieben institutionelle Akteure: die Medizin, die Arbeitgeber, die Hilfsmittelindustrie, die Vollzugsorgane selbst, die Justiz, die eng verwandten Sicherungsnetze ALV und Sozialhilfe und nicht zuletzt für die Politik. Übers Ganze belegen deren Geschichten, dass kaum ein Akteur einen Anreiz hatte bzw. hat, sich gegen eine Rente auszusprechen und der Wiedereingliederung den Vorzug zu geben.

07 /
DIE ROLLE DER MEDIZIN

Die Schweizer IV stellt nicht das medizinische, sondern das wirtschaftliche Element des Invalidenbegriffs in den Vordergrund: «Als Invalidität im Sinne dieses Gesetzes gilt die durch einen körperlichen oder geistigen Gesundheitsschaden als Folge von Geburtsgebrechen, Krankheit oder Unfall verursachte, voraussichtlich bleibende oder längere Zeit dauernde Erwerbsunfähigkeit» (Art. 4 IVG 1959). Die Einschränkung der Erwerbsfähigkeit und damit der Anspruch auf eine Invalidenrente sind letztlich aber doch an den Gesundheitszustand gekoppelt, weil rechtlich nur ein Gesundheitsbescheid als Ursache der Invalidität anerkannt wird. Deshalb spielt die Medizin im IV-Verfahren eine Schlüsselrolle:

– Die Hausärzte sind aber mit den Anforderungen des Arbeitsmarktes und der IV nicht ausreichend vertraut. Sie sind sich wohl auch dessen bewusst, dass eine Wiedereingliederung für die Betroffenen riskant und teuer sein kann. Daher sind sie eher geneigt, die Zusprache einer Rente für ihre Patienten zu befürworten.

– Dennoch delegierte die IV über die Zeit immer mehr Entscheidungsverantwortung an die Ärzte. Dr. Constantin Schuler, ehemaliger Leiter der MEDAS St. Gallen, beschrieb diesen Prozess bereits 1986 wie folgt: «Wir Ärzte, früher lediglich als Helfer und Heiler gesucht, sind inzwischen langsam, unbemerkt und vielfach gegen unseren Willen zu Gesundheitsinspektoren avanciert. Man hat uns ungefragt die Schlüssel für Leistungen der Sozialversicherungen angehängt. Wir sollen tunlichst der Verwaltung die Entscheidungsgrundlage für ihre Beurteilung der Ansprüche der Versicherten liefern. Offenbar sind allein wir Ärzte in der Lage, (…) die wirklich Invaliden von den nur scheinbaren (…) zu trennen» (SCHWEIZERISCHE ÄRZTEZEITUNG 30.12.1986: 2432).

– Diese Entwicklung hat auch mit dem Wandel des Gesundheitsbegriffs zu tun: Er wurde umfassender und führte gleichzeitig zu einer Medikalisierung nichtmedizinischer Probleme. Von dieser Entwicklung ist auch die IV betroffen.

Hausärzte als Pförtner der IV

Das ärztliche Gutachten nimmt in den Abklärungen der IV-Stelle eine Schlüsselposition ein. Da die Erwerbsunfähigkeit gesundheitlich bedingt sein muss, ist die IV-Stelle auf eine ärztliche Überprüfung angewiesen. Im Rahmen des Abklärungsverfahrens holt sie sich von den behandelnden (Vertrauens-)Ärzten des Antragstellers Berichte ein, in denen der Arzt die Arbeitsfähigkeit seiner Patienten beurteilen sowie Angaben zu verbleibenden Tätigkeitsmöglichkeiten machen muss. Erst auf Grundlage dieser Stellungnahmen und gegebenenfalls weiterer medizinischer Gutachten (in etwa 8 Prozent der Fälle) kann die IV entscheiden, ob eine nicht vorübergehende Arbeitsunfähigkeit wegen eines Gesundheitsschadens vorliegt. Faktisch werden so die Entscheide in einem sehr hohen Masse von der Medizin präjudiziert.

Grosser Ermessensspielraum — Aufgrund der asymmetrischen Informationsverteilung – der Antragsteller ist in der Regel weit besser über seine Einschränkungen am Arbeitsmarkt informiert – sowie der Schwierigkeit einer exakten Bestimmung einer Invalidität ist die IV mit der Herausforderung konfrontiert, Betroffenen die richtigen Leistungen zu gewähren und sie umgekehrt nichtleistungsberechtigten Personen zu verwehren. Die bedeutende Funktion der Hausärzte im Abklärungsverfahren verschärft diese Problematik: «Die Kompliziertheit dieses Verfahrens und die immer noch wichtige Rolle der Hausärzte eröffnet den Administratoren in der Schweiz grosse Entscheidungsspielräume (…). Je mehr Gewicht die Hausärzte den Interessen ihrer Patienten beimessen, umso grösser wird das Risiko für den Versicherer» (AARTS et al. 2000).

Die Gründerväter der IV hatten zwar eine Liste der IV-relevanten Geburtsgebrechen erstellt, aber darauf verzichtet, die Begriffe «Krankheit» und «Unfall» in Bezug auf die IV zu definieren. Die Expertenkommission, die die IV konzipiert hatte, war nämlich zum Schluss gekommen, dass «(…) der Begriff des Geburtsgebrechens in den Ausführungsbestimmungen durch Aufzählung der in Frage kommenden Geburtsgebrechen zu umschreiben sei (…). Dagegen hält sie dafür, dass die Definition der Begriffe Krankheit und Unfall der Praxis zu überlassen ist (…)» (EIDGENÖSSISCHE EXPERTENKOMMISSION 1956: 24). Auf offizielle Beurteilungsrichtlinien wurde aus der Überzeugung heraus verzichtet, die Versicherung müsse für neue Entwicklungen im Gesundheitsbereich möglichst offengehalten werden.

Der Arzt (insbesondere der Hausarzt) befindet sich im Spannungsfeld zwischen seinem Patienten und der IV. Einerseits ist er dem Wohl seines Patienten verpflichtet, andererseits fungiert er indirekt durch seine Stellungnahmen als «Gatekeeper» zur IV. Die Stellungnahmen, die der Arzt abgibt, hängen damit sehr stark vom Verständnis der eigenen ärztlichen Rolle zusammen. Bei der Beurteilung der Arbeitsunfähigkeit durch Hausärzte wird aufgrund der langjährigen Beziehung nicht nur der Gesundheitsschaden eine Rolle spielen, sondern auch die soziale Verfassung des Patienten. Dies bedeutet allerdings nicht, dass ein Gutachten mit höherer Wahrscheinlichkeit zu einer Rentenzusprache führt. Der Arzt kann auch den Verbleib im Erwerbsleben als gesundheitsförderlich für den Patienten ansehen.

Neben dem Verständnis der ärztlichen Rolle könnten aber auch finanzielle Anreize den Arztbericht beeinflussen. So äusserten IV-Mitarbeiter die Vermutung, dass eine steigende Tendenz für «Gefälligkeitsgutachten» besteht (BACHMANN/FURRER 1999). Aus Angst, bei einem negativen Rentenentscheid den Patienten zu verlieren, wird die Stellungnahme eher nach den Wünschen des Patienten ausgestellt. Dies sollte in Gegenden mit hoher Ärztedichte, also mit mehr Konkurrenz oder bei jüngeren Ärzten mit einem kleinen Kundenstamm, eine grössere Rolle spielen. Einen wissenschaftlichen Beweis für eine solche These gibt es allerdings bis heute nicht. Es ist inzwischen zwar bekannt, dass zwischen der Anzahl der Neurentenbezüger und der Anzahl der Ärzte in einem Kanton eine Korrelation besteht. Dies impliziert jedoch noch keine Kausalität: So ist ebenfalls denkbar, dass in Regionen mit einem relativ hohen Anteil potenziell invalider (kranker) Menschen auch die Nachfrage nach Ärzten höher ist [Abbildung 7.16].

Im Zweifel für die Rente —Bei der Gründung der IV wurde den Hausärzten neben der Diagnose auch die Beurteilung der Arbeitsfähigkeit übertragen. Die Kompetenzzuweisung hat den Vorteil, dass die Hausärzte ihre Patienten gut kennen und sich ein umfassendes Bild des Gesundheitszustandes machen können. Vor dem Hintergrund der schnellen wirtschaftlichen Entwicklung sind die Hausärzte jedoch mit den Anforderungen des Arbeitsmarktes nicht immer ausreichend vertraut. Eine Studie über die Rolle der Hausärzte in der IV (BACHMANN/FURRER 1999) zeigt, dass die Ärzte mit grossen Unsicherheiten im Hinblick auf die Beurteilung der Arbeitsunfähigkeit konfrontiert sind und nur beschränkte Kenntnisse über die spezifischen Anforderungen der verschiedenen Berufe haben. Auch mit den Abklärungsverfahren der IV und den damit verbundenen rechtlichen Belangen sind sie wenig vertraut.

Ärzte müssen zudem häufig Fragen beantworten, die nur zum Teil beantwortbar oder juristischer Natur sind. «Überfordert ist der Gutachter auch, wenn er in Prozenten den Anteil psychischer Faktoren an einem Krankheitsbild beziffern soll. Er kann nur sagen, dieser Anteil sei wahrscheinlich erheblich, auch sehr erheblich, oder umgekehrt gering, zu vernachlässigen» (KIND 1997: 51). Ferner kann der Arzt zwar eine medizinische Zumutbarkeit feststellen; diese ist aber höchstens ein Aspekt der generellen Frage der Zumutbarkeit, die abschliessend nur vom Rechtsanwender entschieden werden kann.

Mit dem erwähnten Ermessensspielraum bei der Einschätzung der Arbeitsfähigkeit gingen also nicht immer die entsprechenden IV-relevanten Kenntnisse einher. Die Ärzte hatten somit eher einen Anreiz, ihre Patienten als arbeitsunfähig und damit rentenberechtigt zu beurteilen. Diese Tendenz zur Berentung bei gewissen Berufskollegen hat DR. OPPIKOFER, Chefarzt der zürcherischen Eingliederungsstätte für Behinderte APPISBERG, bereits 1959 erkannt: «Erfahrungsgemäss bemühen sich erfreulich zahlreiche Ärzte, ihren behinderten Patienten eine sinnvolle, praktische Lösung zu geben (…). Im Gegensatz dazu gibt es leider aber auch eine erhebliche Zahl von Ärzten, die sich für diese Fragen nicht interessieren (…). Diese bedauerliche Einstellung aus Mangel an Zeit und Interesse birgt bei der Eidgenössischen Invalidenversicherung die Gefahr in sich, den Versicherten einfachheitshalber durch ein entsprechendes Zeugnis auf den Rentenweg abschieben zu wollen» (SCHWEIZERISCHE ÄRZTEZEITUNG 28.12.1959: 757).

Mit politischem Druck zur Schlüsselposition — Ursprünglich war vorgesehen, für die IV ein zentral organisiertes System mit Versicherungsärzten nach dem Vorbild der SUVA zu etablieren. Gegen dieses Modell wehrten sich jedoch sowohl die Hausärzte als auch die Behinderten. Die einen fürchteten, der Staat vereinnahme ihren Tätigkeitsbereich, die anderen hatten Angst vor der vermeintlichen Parteilichkeit der IV-Ärzte. Die Hausärzte drohten mit einem Referendum, sollten ihre Interessen bei der Ausgestaltung der IV nicht berücksichtigt werden. Albrik LÜTHY, der erste Leiter des Geschäftsfelds IV im BSV, berichtet dazu Folgendes: «Bereits im Frühstadium der Vorarbeiten für die IV hat die Verbindung der Ärzteschaft zu verstehen gegeben, sie würde eine

Lösung, die – wie bei der SUVA – eine Überwachung der behandelnden Ärzte durch versicherungseigene Ärzte vorsehe, vehement ablehnen. Da man das Projekt nicht gefährden wollte, hielt man sich an diese Vorgabe» (Expertengespräch mit Albrik LÜTHY, ehemaliger Leiter des Geschäftsfeld IV). Das BSV, das die entsprechende Vorgabe vorbereitete, liess schliesslich das zentral organisierte Modell zugunsten einer dezentralen Durchführung in den Händen der Hausärzte fallen. Gleichzeitig wurden Ärzte, die im Rahmen der IV-Kommission direkt für die IV arbeiteten, mit einem Untersuchungsverbot belegt. Der IV-Arzt musste daher den Entscheid, ob aus medizinischer Sicht ein Anrecht auf eine Leistung der IV bestand, ausschliesslich auf der Basis der hausärztlichen Gutachten fällen, da er die Betroffenen nicht selbst untersuchen durfte.

Mit politischem Druck erkämpften sich die Hausärzte eine zentrale Position im Entscheidungsprozess für oder gegen eine Invalidenrente. Und sie wehrten sich auch immer vehement, sobald ihre starke Position in der IV geschwächt zu werden drohte. 1976 beispielsweise empfahlen die Hausärzte, einen politischen Vorstoss der Arbeitsgemeinschaft Schweizerischer Kranken- und Invaliden-Selbsthilfeorganisationen (ASKIO) zu unterstützen, «(…) wenn vermieden werden soll, dass die IV nach dem Muster der SUVA einen eigenen ärztlichen Dienst aufbaut (…)» (SCHWEIZERISCHE ÄRZTEZEITUNG 10.3.1976: 328).

Delegation der Verantwortung an die Medizin

Die Expertenkommission, die die Invalidenversicherung konzipierte, stellte bereits 1956 fest: «Der Begriff der Invalidität (…) beruht somit auf einem medizinischen und einem zeitlichen Kriterium. Für die IV kommt dazu noch ein wirtschaftliches, nämlich die Erwerbsunfähigkeit. Vom Standpunkt der Sozialversicherung aus liegt das Schwergewicht bei diesem Moment, denn ihre Aufgabe besteht in erster Linie darin, die wirtschaftlichen Auswirkungen bestimmter Ereignisse zu beheben oder doch zu mildern» (EIDGENÖSSISCHE EXPERTENKOMMISSION 1956: 22-23).

In den Gründungsjahren der IV waren medizinische Überlegungen daher eher von untergeordneter Bedeutung, und BSV verzichtete entsprechend auf einen eigenen ärztlichen Dienst: «Die Eidgenössische Invalidenversicherung wurde 1960 geschaffen. Ihre Verwaltung glaubte anfänglich, mit Zeugnissen der Hausärzte und Spitalberichten für die Entscheide über Ansprüche der Versicherten genügend dokumentiert zu sein», erinnert sich Dr. Constantin SCHULER, ehemaliger Leiter der MEDAS St. Gallen (SCHWEIZERISCHE ÄRZTEZEITUNG 2004: 2076). Als sich die IV mit stetig steigenden Rentenzahlen und ab 1973 mit ihrem ersten Defizit konfrontiert sah, wurde der IV vorgeworfen, die medizinischen Aspekte der Invalidität zu wenig seriös zu prüfen: «Angesichts dieser Verhältnisse kommt man um den Verdacht nicht herum, es werde hie und da bewusst zu wohlwollend entschieden. Dies ist aber dem Ansehen der IV abträglich, abgesehen von den nachteiligen finanziellen Auswirkungen» (ZAK 1978: 279). In den nachfolgenden Jahren wurde die medizinische Abklärung im Entscheidungsverfahren sukzessive gestärkt. Interessanterweise wehrten sich auch die Ärzte gegen diese Entwicklung, weil sie fürchteten, für die Zwecke der IV eingespannt zu werden: «Die meisten Ärzte hassen diese Polizeifunktion und fühlen sich immer stärker überfordert oder überhaupt inkompetent, je präziser Politiker und Verwaltung die Invalidität abgestuft haben wollen» (SCHWEIZERISCHE ÄRZTEZEITUNG 30.12.1986: 2432).

Einrichtung von medizinischen Abklärungsstellen (MEDAS) — Ein erster Schritt in Richtung Medikalisierung erfolgte mit der Gründung der ersten medizinischen Abklärungsstelle (MEDAS) 1978. Bei besonders schwierigen Fällen konnte die IV nun dort medizinische Abklärungen vornehmen lassen. Die Nachfrage nach solchen Begutachtungen überstieg die Kapazitäten von Anfang an bei weitem, wie die Situationsbeschreibung von Dr. Constantin SCHULER, dem ehemaligen Leiter der MEDAS St. Gallen, verdeutlicht: «Noch bevor alle

Möbel aufgestellt und im Labor die Uringläser ausgepackt waren, deckte uns die Post mit Bergen von Begutachteraufträgen ein. Nach 8 Wochen standen 300 Namen auf der Warteliste, ein Jahr später doppelt so viele» (SCHWEIZERISCHE ÄRZTEZEITUNG 2004: 2076). Obwohl rasch in anderen Kantonen weitere Abklärungsstellen eröffnet wurden, blieben die Patienten mit langen Wartezeiten konfrontiert.

Einsetzung Regionaler Ärztlicher Dienste (RAD) — Die 3. IV-Revision brachte einschneidende organisatorische Neuerungen, insbesondere eine Zusammenfassung der IV-Kommissionen, IV-Sekretariate und Regionalstellen zu IV-Stellen der Kantone und des Bundes (MONIOUDIS 2003). Die dortigen IV-Stellen-Ärzte durften aber immer noch keine Untersuchungen durchführen, sondern waren auf die Gutachten der Hausärzte oder gegebenenfalls der MEDAS angewiesen. Die zahlreichen gerichtlichen Auseinandersetzungen, bei denen es oft um die Frage der korrekten Beurteilung des Gesundheitszustands ging, sowie die steigende Nachfrage nach polydisziplinären Begutachtungen machten nach der Jahrhundertwende eine weitere Verstärkung der medizinischen Begutachtung nötig.

2004 kehrte die IV zum ursprünglich vorgesehenen System zurück. Im Rahmen der 4. IV-Revision erhielt die IV eine Untersuchungskompetenz für ihre Ärzte und die Erlaubnis zur Schaffung Regionaler Ärztlicher Dienste (RAD). Mit den RAD wurde eine qualitätsoptimierte und schweizweit einheitliche medizinische Beurteilung angestrebt. Seit dem 1.1.2005 sind 10 RAD eingerichtet worden, die polydisziplinär ausgerichtet sind und in der ganzen Schweiz rund 200 Ärzte beschäftigen. Die RAD sollen praktisch jedes Dossiers mindestens einmal prüfen und nach Bedarf eigene fachspezifische Untersuchungen durchführen. Damit wurde auch das bisherige Untersuchungsverbot für die medizinischen Dienste der IV-Stellen aufgehoben. Angestrebt wurden raschere Abklärungen und damit auch frühere Reintegrationsmassnahmen.

Die Medizin sollte somit dazu beitragen, den Zugang zur IV strenger und einheitlicher zu gestalten. Es stellt sich jedoch die Frage, ob die noch stärkere Fokussierung auf medizinische Kriterien die geeignete Lösung für die Probleme der IV darstellt. Für Dr. Monika HERMELINK, leitende Ärztin des RAD St. Gallen, ist dies nicht der Fall: «Die medizinische Beurteilung kann nicht das Problem der Renten lösen, denn die Ursachen für die Entwicklung sind vielfältig» (Expertengespräch mit Dr. Monika HERMELINK).

Neues Gesundheitsverständnis

Das Verständnis von Gesundheit in der Gesellschaft hat sich während der letzten 50 Jahre stark gewandelt. «Gesundheit» wird nicht mehr als «Abwesenheit von Krankheit» verstanden, sondern in Anlehnung an die Definition der WHO von 1963 als «Zustand vollkommenen körperlichen, geistigen und sozialen Wohlbefindens». Psychische und soziale Faktoren werden differenzierter wahrgenommen, und es wird eher anerkannt, dass sie einen negativen Einfluss auf die Gesundheit haben können. Mit dieser Ausweitung einher geht ein Trend zur Medikalisierung: In steigendem Masse werden Beschwerden, die früher nicht als behandlungsbedürftig galten, therapiert. Für die Invalidenversicherung ergeben sich dadurch weit reichende Konsequenzen, haben doch, wie bereits dargestellt, gerade die Fälle unklarer Kausalität wie «psychische Krankheiten» und «Gebrechen an Knochen und Bewegungsorganen» stark zugenommen. Die gesundheitlichen Beeinträchtigungen von Gebrechen unklarer Kausalität sind zudem nur schwer objektivierbar und verstärken somit Informationsasymmetrien und Messbarkeitsprobleme.

Neue Analysemethoden und Behandlungsverfahren — Dank den grossen medizinischen Fortschritten stehen verbesserte Analysemethoden und neue Behandlungsverfahren zur Verfügung, die aufwändige Nachforschungen nach sich ziehen können: «Um Klarheit zu gewinnen, tendieren die medizinischen

Leistungserbringer dazu, sich mit einer Vielzahl von Diagnoseverfahren abzusichern» (PARLAMENTARISCHE VERWALTUNGSKONTROLLE 2005: 29). Diese Entwicklung führt tendenziell dazu, dass die modernen Verfahren auch auf sozial induzierte Krankheitsbilder angewandt werden: «Abbildbarkeit und Vermessbarkeit des Menschen werden laufend perfektioniert mit dem Resultat immer neuer therapeutischer Optionen. (...) Ist die Medizin im Begriff, seelenlos zu werden angesichts des messenden Zugriffs, unter welchem der Mensch zerfällt in Daten, die er selbst nicht mehr fassen kann?» (NZZ 2006).

Durch die medizinischen Fortschritte gehen heute sowohl der Patient als auch der Arzt von einem weiter gefassten Krankheitsbegriff aus. Dies leistet der Medikalisierung von bisher nicht in den Bereich der Medizin fallenden Phänomenen Vorschub und vergrössert die Zahl der Krankheitsbilder. Allerdings leidet die IV nicht nur unter der Medikalisierung, sondern sie trägt möglicherweise auch selbst dazu bei: «In den letzen 25 Jahren sind (...) neue, bis dahin unbekannte Krankheitsbilder entstanden, welche nur im Schatten und Schutz eines soliden Versicherungssystems erblühen und gedeihen können. Erinnert sei an die vielen psychosomatischen Störungen und (...) an den fast epidemischen Anfall von Rückenleiden» (SCHWEIZERISCHE ÄRZTEZEITUNG, 30.12.1986: 2435).

Konzentration auf medizinische Aspekte — In ihrer Konzeption geht die IV von einem Gesundheitsverständnis aus, das gesellschaftliche Faktoren ausschliesst. «Die körperliche oder geistige Invalidität muss ein Geburtsgebrechen, eine Krankheit oder einen Unfall zur Ursache haben. (...) Nur medizinisch feststellbare Schädigungen (...), nicht aber Charakterdefekte (...) oder seelischer Schmerz vermögen eine Leistungspflicht der Versicherung zu begründen» (BUNDESRAT 1958: 24/25). Bei einer grossen Zahl von Krankheiten unklarer Kausalität spielen allerdings psychosoziale Probleme wie fehlende Sprachkenntnisse, mangelhafte Ausbildung, Scheidung oder Trennung eine bedeutende Rolle. Werden diese psychosozialen Probleme ausgeklammert, kann dies dazu führen, dass sie sich in einer bekannten Krankheit manifestieren: «Das Verfahren geht in der wichtigen Anfangsphase eines potentiellen IV-Falls (…) von einem reinen Gesundheitsschaden aus und tendiert zu einer Medikalisierung psychosozialer Probleme (…)» (Parlamentarische Verwaltungskontrolle 2005: 34). Als Konsequenz davon finanziert die IV die Folgen von Problemen, für welche sie eigentlich nicht zuständig ist.

Erwin Murer, Rechtsprofessor an der Universität Freiburg, empfiehlt der IV, von der fortschreitenden Medikalisierung abzukommen. Stattdessen sollen die Abklärungen vermehrt auch nichtmedizinische Faktoren berücksichtigen: «In erster Linie ist dafür zu sorgen, dass der Abklärung nichtmedizinischer Faktoren (…) die gleich grosse Bedeutung zukommt wie der medizinischen» (Soziale Sicherheit 2003: 339). Der zurzeit erfolgende Aufbau von Zentren zur medizinischen und arbeitsmarktlichen Beurteilung (mamac) ist ein wichtiger Schritt weg von der einseitigen Medikalisierung zu der geforderten differenzierteren Betrachtung.

Fazit

Die medizinische Entwicklung der letzten 50 Jahre stellt für alle mit der IV konfrontierten Akteure eine grosse Herausforderung dar. Die Hausärzte konnten sich zwar bei der Gründung der IV als «Gatekeeper» zum Rentensystem etablieren, bald zeigte sich jedoch, dass sie sich in den Anforderungen des Arbeitsmarktes zu wenig auskannten, um das Ausmass der Arbeitsunfähigkeit ihrer Patienten fundiert beurteilen zu können. Zusätzlich wird das Arzt-Patienten-Verhältnis durch diese Rolle gestört. Vertrauens- bzw. Erfahrungsgutcharakter bestimmen notwendigerweise einen Grossteil der medizinischen Dienstleistungen. Der Patient muss darauf vertrauen können, dass der Arzt sich als Sachwalter seiner Interessen sieht. Eine Beanspruchung der Hausärzte durch die Berichterstattung an die IV-Stellen läuft dieser Idee entgegen.

Auf der anderen Seite entwickelte sich ein immer umfassenderer gesellschaftlicher Gesundheitsbegriff. War früher Gesundheit mit dem Fehlen von Krankheit oder Gebrechen gleichgesetzt, wird Gesundheit nun als Zustand vollkommenen körperlichen, geistigen und sozialen Wohlbefindens betrachtet. Da die IV jedoch nur medizinisch feststellbare Schädigungen akzeptiert, mussten solche auch dann gefunden werden, wenn sie auf den ersten Blick nicht offensichtlich waren. Die daraus resultierende Verlängerung des Abklärungsverfahrens wirkt sich negativ auf die Integrationsfähigkeit der Patienten aus, leistet der Pathologisierung der Patienten Vorschub und schwächt deren Motivation für eine Eingliederung. Schritt für Schritt verschob sich der Fokus der IV von der Berufsberatung und Eingliederung auf die medizinische Analyse und die Berentung. Durch die Medikalisierung wurden zu viele Ressourcen in der IV gebunden, die eigentlich für die Eingliederung hätten verwendet werden müssen.

08 /
DIE SITUATION DER ARBEITGEBER

Mit der Verschlechterung des wirtschaftlichen Klimas in den 1990er-Jahren mehrte sich auch der Verdacht, Arbeitgeber würden die staatliche Invalidenversicherung missbrauchen, um sozialverträgliche Restrukturierungen betreiben zu können. So vermutete der TAGES-ANZEIGER in einem Artikel von 1997: «Firmen, die Massenentlassungen vornehmen, schieben besonders ihre älteren Mitarbeiter gerne an die IV ab, um sie so vor der ‹richtigen› Arbeitslosigkeit zu bewahren» (TAGES-ANZEIGER 24.3.1997). Mit der Zunahme des wirtschaftlichen Drucks sank möglicherweise auch die Bereitschaft der Arbeitgeber, behinderte Personen weiterzubeschäftigen oder neu anzustellen. Eine Untersuchung zur beruflichen Integration von behinderten Personen in der Schweiz (BAUMGARTNER et al. 2004) ergab, dass im Jahr 2003 nur bei 8 Prozent der Schweizer Betriebe mindestens eine behinderte Person angestellt war. Folgende Faktoren spielen aus der Sicht der Unternehmen eine bedeutende Rolle bei der Entscheidung, eine behinderte Person zu beschäftigen:

- Mit dem Strukturwandel veränderten sich die wirtschaftlichen Bedingungen entscheidend. Durch die Zunahme des Wettbewerbsdrucks stiegen die Anforderungen an die Mitarbeiter. Vermindert leistungsfähige Personen waren für die Unternehmen immer weniger tragbar, da nicht durch Lohnanpassungen nach unten reagiert werden konnte. Firmen, die sich für Behinderte engagierten, taten dies in der Regel aus idealistischen Motiven.

– Obwohl die IV zur Erfüllung ihrer zentralen Aufgabe, nämlich der Eingliederung von Behinderten, auf die Unterstützung der Arbeitgeber angewiesen gewesen wäre, versäumte sie es, den Kontakt mit dem Arbeitsmarkt zu pflegen. Die Arbeitgeber tragen ein beträchtliches Risiko einer Wiedereingliederung. Dennoch wurden kaum Anreize etabliert, die Unternehmungen motivierten, behinderte Menschen einzustellen.
– Schliesslich ist auch die IV von der zunehmenden Individualisierung betroffen, die als gesellschaftlicher Trend der letzten Jahrzehnte prägte. War die Gründung der IV selbst schon ein Schritt in diese Richtung, so wurde mit der Einführung des Obligatoriums der finanzielle Anreiz, eine Invalidität zu vermeiden, für die Arbeitgeber kleiner.

Veränderte ökonomische Rahmenbedingungen

Unternehmen sind durch die Globalisierung in verstärktem Masse der internationalen Konkurrenz ausgesetzt. Zunehmender Wettbewerbs- und damit auch Innovationsdruck führt zu Restrukturierungen, Rationalisierung von Arbeitsprozessen und damit einhergehend zu einer internationalen Arbeitsteilung. Zusätzliche Dynamik ergibt sich durch Entwicklungen im Bereich der Informationstechnologien. Die Anforderungen an die Fähigkeit zu schneller und flexibler Anpassung an die rasch wechselnden Gegebenheiten der internationalen Märkte nehmen folglich zu.

IV als Auffangbecken — In den wirtschaftlich schwierigen 1990er-Jahren veränderten sich die Bedingungen für die Unternehmen und ihre Belegschaft entscheidend. Vor allem Mitarbeitende, die den wachsenden Anforderungen bezüglich Leistung und Flexibilität nicht mehr voll zu genügen vermochten, verloren ihre Stelle. Der globalisierungsbedingte Strukturwandel, verbunden mit einer Verringerung von stressärmeren Nischenarbeitsplätzen, führte zu einer Verschärfung der Beschäftigungssituation für

Menschen mit Behinderungen (BAUMGARTNER et al. 2004: 29). Gleichzeitig wurde für die Arbeitgeber das Risiko einer Beschäftigung von behinderten Personen grösser.

Andererseits ergaben sich für hoch qualifizierte Personen mit einer Behinderung durch den technologischen Wandel auch Chancen, insbesondere in Berufen und Branchen mit guten Wachstumsaussichten, so etwa in den unternehmensbezogenen Dienstleistungen, im Sozial- und Gesundheitswesen oder auch in der Informations- und Kommunikationstechnologie. Problematisch für die Invalidenversicherung war nun aber der Umstand, dass gerade für Personen, die den Anforderungen nicht mehr genügten, die IV eine attraktive Alternative zu der Arbeitslosenversicherung bot, wie bereits ausgeführt wurde.

Auch die öffentlichen Unternehmen konnten sich dieser Entwicklung nicht entziehen: Mit der Einführung der wirkungsorientierten Verwaltung zu Beginn der 1990er-Jahre nahm der Druck auf die Beschäftigten auch dort zu, und nicht selten wurden Personen mit Leistungsschwächen in die IV abgeschoben: «Die unter dem Spardruck stehende öffentliche Verwaltung hat ihrerseits wenig Interesse daran, schwächere und ältere Mitarbeiter weiterzubeschäftigen. Der Bundesrat scheint angesichts solcher Herausforderungen zu resignieren. Er nimmt eine kurzfristige Zunahme von Invaliditätsfällen in der Bundesverwaltung infolge von Restrukturierungen in Kauf» (GESCHÄFTSPRÜFUNGSKOMMISSION DES STÄNDERATS 2005: 2259).

Die Unternehmen spielen daher für die IV eine bedeutende Rolle. Oft wird der IV-Antrag aus einem bestehenden Arbeitsverhältnis gestellt, für eine Weiterbeschäftigung gibt es nur wenige Anreize. Eine 2004 durchgeführte Studie des Büros BASS wertet 36 Gesprächen mit Antragstellern aus und kommt zu folgendem Schluss: «Bei einem wesentlichen Teil der Gesprächspartner/-innen spielte der Betrieb auf dem Weg in die IV eine wichtige Rolle. Nur bei einer einzigen Person ist aus der Erzählung der Betroffenen ein ernsthaftes Bemühen der Arbeitgebenden ersichtlich, innerhalb des Unternehmens eine Möglichkeit der Weiterbeschäftigung mit der Behinderung zu finden, in diesem Fall ist dies auch gelungen» (GUGGISBERG et al. 2004: 301).

Die verschärften Anforderungen am Arbeitsplatz durch den Strukturwandel werden zwar allgemein wahrgenommen. Die Vermutung, dass in konjunkturellen Abschwüngen vor allem behinderte Mitarbeiter entlassen werden, wird jedoch nicht bestätigt (BAUMGARTNER et al. 2004: 195). Die Aussage «Bei einer schlechten Konjunkturlage werden behinderte Personen als Erste entlassen» findet bei einer repräsentativen Befragung von Vermittlungsinstitutionen keine eindeutige Zustimmung. Auch die Befragung von Betrieben ergibt, dass die wirtschaftliche Lage als Grund bei der Entlassung eine geringere Rolle spielt [vgl. Box S. 84].

Selbstverpflichtung der Unternehmen — Die Beschäftigung von Menschen mit Behinderung ist in der Schweiz mit einer Quote von 0,8 Prozent im internationalen Vergleich eher gering [vgl. Box S. 84]. Die Arbeitgeber wurden bisher nicht gesetzlich zur Wiedereingliederung Behinderter ins Erwerbsleben verpflichtet und für diese Leistungen entschädigt. Stattdessen vertraute man auf die soziale Verantwortung der Arbeitgeber. So hielt die ZAK 1958 fest: «Viele Arbeitgeber haben schon bisher auf freiwilliger Basis invalide Erwerbsfähige in ihren Betrieb aufgenommen. Deshalb dürfte es sich in dieser Hinsicht auch in Zukunft erübrigen, eine Verpflichtung zu statuieren» (ZAK 1958). Ein Beispiel für dieses freiwillige Engagement ist die Firma MÖBEL PFISTER. Sie lancierte 1982 aus Anlass ihres Firmenjubiläums das Projekt «Beschützende Arbeitsplätze».

MÖBEL PFISTER hatte dieses Projekt auch in der Hoffnung gestartet, andere Unternehmen für ähnliche Initiativen motivieren zu können. Vor der Lancierung des Projektes wurde daher gemeinsam mit externen Fachleuten ein Handbuch (MÖBEL PFISTER 1985) erarbeitet, um andere Unternehmen mit

> **«Eingliederung auch bei schwieriger Arbeitsmarktlage realisieren»**
>
> Aus Anlass des 100-jährigen Firmenjubiläums lancierte MÖBEL PFISTER 1982 das Projekt «Beschützende Arbeitsplätze», das heute noch besteht. Ziel war es, für sozial Benachteiligte ein Engagement mit längerfristiger Tragkraft einzugehen. Mit der Schaffung angepasster Arbeitsplätze für psychisch Behinderte wollte MÖBEL PFISTER auf ein aktuelles gesellschaftspolitisches Problem reagieren und einen Beitrag zur Umsetzung des IV-Mottos «Eingliederung vor Rente» leisten. Während in der Regel zweier Jahre werden 10 bis 12 Personen angepasste Arbeitsplätze zur Verfügung gestellt, um ihnen einen Wiedereinstieg ins Arbeitsleben zu ermöglichen. Dafür sind jährliche Lohnkosten von 220 000 Franken budgetiert. Durchgeführt wird das Projekt von MÖBEL PFISTER in Zusammenarbeit mit dem Externen Psychiatrischen Dienst des Kantons Aargau; die IV ist nicht daran beteiligt. Nach 25 Jahren Laufzeit, die an sich schon einen Erfolg darstellt, zieht der Leiter des Projektes, Ulrich SAGER, eine positive Bilanz. Als wichtigste Erfolgsfaktoren für eine gelungene Reintegration bezeichnet er fachliche und menschliche Betreuung, Geduld, Toleranz sowie die Einsicht in die Krankheit durch die Betroffenen selbst (Expertengespräch mit Ulrich SAGER, MÖBEL PFISTER).

ähnlichen Initiativen zu unterstützen. Das Projekt fand aber keine direkte Nachahmung. Private Fachstellen, die sich für die Eingliederung Behinderter einsetzten, entwickelten die Initiative von MÖBEL PFISTER weiter, indem sie Kooperationen zwischen dem Sozialbereich und der Wirtschaft etablierten. Es entstanden verschiedene Partnerschaften, die zum Teil bis heute fortdauern.

Die zunehmende Entkoppelung von Eigentümer und Unternehmensführung könnte zu einer Abnahme der sozialen Verantwortung bei der (Weiter-)Beschäftigung behinderter Arbeitnehmer beigetragen haben: Früher wurden Unternehmen vermehrt von den Besitzern geführt, die ein persönlicheres Interesse an der Unternehmensentwicklung und den Mitarbeitern hatten. Zudem gestalten sich heute die beruflichen Laufbahnen sowohl der Führungspersonen als auch der Mitarbeiter flexibler; ein langfristiges, verbindliches Engagement wird von beiden Seiten nur noch selten eingegangen. Sollte diese Vermutung zutreffen, müsste in kleineren bis mittleren Betrieben

DIE IV – EINE KRANKENGESCHICHTE

Unternehmensbefragung zur Beschäftigungssituation Behinderter

Eine Studie der Fachhochschule Solothurn (BAUMGARTNER, GREWE UND SCHWARB 2004) informiert über die aktuelle Arbeitsmarktsituation von behinderten Personen in der Schweiz. Hierzu wurde im Frühling 2003 eine Betriebsbefragung durchgeführt, bei der 1622 Antworten ausgewertet wurden. Auf Grundlage dieser repräsentativen Stichprobe wurde ermittelt, dass bei 8 Prozent der schweizerischen Betriebe mindestens eine behinderte Person angestellt ist. Hochgerechnet sind in der Schweiz etwa 27 000 Personen, die eine Funktions- oder Aktivitätseinschränkung aufweisen, beschäftigt. Dies entspricht rund 0,8 Prozent aller Angestellten. Im europäischen Vergleich ist dies ein sehr niedriger Wert: In Frankreich liegt dieser Anteil von Behinderten bei etwa 4 Prozent, in Österreich bei etwa 2,6 Prozent und in Deutschland bei etwa 3,8 Prozent. In allen diesen Ländern existieren Pflichtquoten.

In kleinen Betrieben mit weniger als 50 Angestellten ist der Beschäftigungsanteil von Menschen mit einer Behinderung mit 0,7 Prozent am geringsten. Bei Betrieben mit 50 bis 249 Angestellten liegt der entsprechende Anteil bei 1,2 Prozent, bei grossen Betrieben bei 1,3 Prozent. Überdurchschnittlich viele Angestellte mit Behinderungen sind im Gesundheits- und Sozialwesen angestellt. Die öffentliche Verwaltung bewegt sich nahe am Durchschnitt (0,7 Prozent), knapp unter dem verarbeitenden Gewerbe (0,9 Prozent). Unterdurchschnittlich ist die Beschäftigung Behinderter in den Bereichen Handel/Reparatur, Baugewerbe sowie dem Kredit- und Versicherungswesen. Der Grossteil der beschäftigten Behinderten weist körperliche Einschränkungen auf (54 Prozent). Menschen mit geistigen Behinderungen machen einen Anteil von 16, psychisch Behinderte von lediglich 14 Prozent aus.

13 Prozent der während der Anstellung verunfallten oder erkrankten Personen werden weiterbeschäftigt, es gibt aber signifikante Unterschiede je nach Betriebsgrösse. In grossen Betrieben mit mehr als 249 Beschäftigten werden rund 20 Prozent, bei mittleren rund 13 Prozent und bei kleinen rund 10 Prozent weiterbeschäftigt. Als wichtigste Gründe für eine Beendigung des Arbeitsverhältnisses werden von den Betrieben die Leistungsfähigkeit und der persönliche Wunsch angegeben. Die konjunkturelle Lage spielt hingegen nur eine untergeordnete Rolle.

Etwas mehr als 31 Prozent der befragten Betriebe halten eine Beschäftigung von Behinderten prinzipiell für möglich. Am geringsten ist diese Einschätzung im Baugewerbe (11 Prozent), am höchsten in der öffentlichen Verwaltung (82 Prozent). Die Hochrechnung ergibt, dass 8 Prozent aller schweizerischen Arbeitsplätze prinzipiell für Behinderte geeignet sind. Allerdings fällt die Einschätzung dieses Potenzials bei Betrieben, die Erfahrung mit Behinderten haben, kritischer aus.

die Beschäftigung von Behinderten grösser sein. Verschiedene Studien aus Deutschland lassen tatsächlich darauf schliessen, dass kleine Unternehmen gegenüber der Beschäftigung behinderter Personen aufgeschlossener sind als grosse (BAUMGARTNER et al. 2004). In der Schweiz ist dies jedoch nicht der Fall. Im Gegenteil: Laut BAUMGARTNER et al. (2004) ist der Beschäftigungsanteil von Behinderten in Betrieben über 249 Mitarbeitern deutlich höher als in kleinen und mittleren Betrieben [vgl. Box Seite 82].

Der Bekanntheitsgrad von Unterstützungsleistungen für eine Weiterbeschäftigung ist eher gering. Am bekanntesten sind bei den Betrieben die finanziellen Unterstützungsmassnahmen, die im Rahmen einer Anstellung/Beschäftigung von Behinderten in Anspruch genommen werden können. So wissen 30 Prozent aller Schweizer Betriebe, dass es finanzielle Unterstützungen bei der Aus- und Weiterbildung oder Umschulung von Behinderten gibt. 25 Prozent kennen die Einarbeitungszuschüsse/Taggelder für Behinderte, und 24 Prozent haben schon einmal davon gehört, dass Betriebe Zuschüsse für behindertengerechte Arbeitsplatzanpassungen erhalten können. Hingegen geben nur 14 Prozent der antwortenden Betriebe an, die externe Begleitung/Beratung über die Einarbeitungsphase von Behinderten hinaus zu kennen. Die finanzielle Unterstützung, die als wichtig erachtet wird, wird von den Betrieben als eher schlecht beurteilt. Befragt, ob der Betrieb schon einmal von einer Vermittlungsinstitution zwecks Vermittlung von Behinderten Gebrauch gemacht hat, gaben 77 Prozent an, dass dies nicht der Fall war.

Versäumte Einbindung der Unternehmen

Rund 8 Prozent der schweizerischen Arbeitsplätze sind laut Betriebsbefragung prinzipiell für Behinderte geeignet. Der effektive Beschäftigungsanteil beträgt jedoch lediglich 0,8 Prozent (s. oben). Dieses Potenzial für die Eingliederung Behinderter ins Erwerbsleben kann unter zwei Bedingungen ausgeschöpft werden: Erstens muss die IV über wirksame Unterstützungsmechanismen verfügen, die es den Unternehmen erleichtern, vermindert leistungsfähige Personen zu engagieren. Zweitens muss die IV den Arbeitsmarkt gut kennen. Dabei kann ein gutes Beziehungsnetz zu Unternehmen helfen, geeignete Stellen für Behinderte zu identifizieren und zu besetzen. Beide Voraussetzungen sind in der schweizerischen Invalidenversicherung jedoch kaum gegeben.

Mangelnde Unterstützung — Die Beschäftigung eines behinderten Mitarbeiters bedeutet für den Arbeitgeber zusätzliche Betreuungsverantwortung, administrativen Mehraufwand und ein beträchtliches finanzielles Risiko. Behinderte haben ein erhöhtes Risiko, aus gesundheitlichen Gründen auszufallen. Dies stellt die Arbeitsorganisation vor besondere Herausforderungen, denn sie kann insbesondere bei kleinen und mittleren Unternehmen die Produktion gefährden. Bei häufigeren Absenzen erhöhen sich zudem die Prämien der Lohnausfallsversicherungen. Diese Gründe führen nicht unbedingt zur Entlassung eines Mitarbeiters, aber sehr wohl zu einer Zurückhaltung bei Neuanstellungen von nicht vollständig leistungsfähigen Personen.

Internationale Studien (BALDWIN/JOHNSON 1995) zeigen, dass Arbeitgeber eher zu Arbeitsplatzanpassungen, flexiblen Arbeitszeiten und sonstigen Massnahmen bereit sind, wenn der betroffene Arbeitnehmer über ein gutes Bildungsniveau verfügt und langfristig angestellt bleibt. Doch gerade bei IV-Bezügern besteht ein höheres Risiko, dass das Arbeitsverhältnis aufgrund einer Verschlechterung der Gesundheit vorzeitig beendet wird und somit die Investitionen des Arbeitgebers in den Arbeitsplatz wertlos werden.
Auch der administrative Aufwand ist nicht zu unterschätzen, was ein Betroffener wie folgt formuliert: «Was dazukommt, ist der ganze Papierkram. Diese ‹Bürotigerei›. Ich kann Ihnen sagen, ein Arbeitgeber, der das erlebt hat, der stellt nie wieder jemanden an, der nicht gesund ist. Das ist unglaublich. Und das ist für mich auch bei der Stellensuche ein Handicap, weil dann sagen die ‹ach, mit einer halben IV › und so» (GUGGISBERG et al.: 301).

Die Wiedereingliederung von Mitarbeitern wird erschwert durch die fehlenden Kontakte des Arbeitgebers zum behandelnden Arzt und zur IV-Stelle im Abklärungsprozess. «Aus Datenschutzgründen durfte weder die IV noch der Arzt den Arbeitgeber über die Situation seines Mitarbeiters informieren», erklärt Ruth Hermann (Expertengespräch mit Ruth Hermann, Human Resources Services, Migros Genossenschaftsbund Zürich). Erst mit der 5. IV-Revision wurden die Grundlagen dafür geschaffen, dass der Arbeitgeber frühzeitig involviert wird. Auch fehlende Informationen über eine Krankheit können eine Wiedereingliederung verhindern. Hier bedarf es der Aufklärung durch die IV in enger Zusammenarbeit mit medizinischem Fachpersonal. – Beispielsweise wird eine HIV-Infektion noch oft mit einer stark verringerten Lebenserwartung gleichgesetzt; durch die medizinische Entwicklung aber haben HIV-infizierte Personen eine relativ hohe Lebenserwartung und sind in ihren Fähigkeiten nur schwach eingeschränkt.

Fehlende Vernetzung — Um Arbeitgeber für die Wiedereingliederung von Behinderten zu motivieren, hätte es neben finanziellen Anreizen einer kompetenten externen Unterstützung bedurft. Den IV-Stellen, die mit der Wiedereingliederung der Betroffenen ins Arbeitsleben betraut sind, ist die ungenügende Vernetzung mit dem Arbeitsmarkt durchaus bewusst (Baumgartner et al. 2004): 91 Prozent betrachten die Vernetzung mit den Arbeitgebern als unzureichend, und 89 Prozent sind sich dessen bewusst, dass ihre Informationstätigkeit bezüglich Massnahmen und Instrumenten der beruflichen Eingliederung ungenügend sind.

Die schwache Vernetzung zwischen IV und Arbeitgebern erstaunt umso mehr, als man sich bei der Gründung der IV der Bedeutung der Kontakte zu den Arbeitgebern sehr wohl bewusst gewesen war, was sich schon aus dem Grundsatz der «Eingliederung vor Rente» zeigt: «Von grösster Bedeutung ist die Mitwirkung der Arbeitgeber bei der Eingliederung von Invaliden ins Erwerbsleben. Zwar sind die Arbeitgeber dazu nicht gesetzlich verpflichtet.

Doch hängt von ihrer Bereitschaft, Invalide in ihren Betrieben zu beschäftigen und, wenn möglich, auch auszubilden oder wieder einzuschulen, letztlich der Erfolg der Eingliederungsbestrebungen ab. Die IV fördert mit ihren Massnahmen diese Mithilfe der Arbeitgeber» (Granacher et al. 1962: 26/27).

Vor allem in den wirtschaftlich schwierigen Jahren wäre ein enger Kontakt zwischen den Arbeitgebern und den IV-Stellen unabdingbar gewesen. Die IV hatte es jedoch versäumt, in guten Zeiten ein tragfähiges Netzwerk von Arbeitgebern aufzubauen, auf das in angespannten wirtschaftlichen Verhältnissen zurückgegriffen werden konnte. Dazu hat sicher auch die verwaltungsorganisatorische Einbindung der IV ins Bundesamt für Sozialversicherungen beigetragen, das eher den sozialen Institutionen nahesteht. Demgegenüber gehört die Arbeitslosenversicherung zum wirtschaftsnahen Staatssekretariat für Wirtschaft (seco), was den Zugang zum Netzwerk der Wirtschaft erleichtert.

Auslagerung der Risiken

Vor der Etablierung der Invalidenversicherung waren die Behinderten ausschliesslich auf die meist knappe Unterstützung der Familie, von Freunden und allfälliger Arbeitgeber angewiesen. Die Einrichtung der IV war somit eine wichtige Etappe in einem Prozess der Individualisierung, der sich auch in anderen gesellschaftlichen Bereichen seit den Nachkriegsjahren abzuzeichnen begann. Mit der Einrichtung der IV war nun eine beitragspflichtige öffentliche Versicherung für die Behinderten zuständig, die die Bedeutung eines sozialen Engagements der Unternehmen und der Familien verringerte.

Diese Entwicklung wurde 1985 durch die Einführung des Obligatoriums und der damit verbundenen Institutionalisierung der beruflichen Vorsorge noch verstärkt. Die meisten damals existierenden Pensionskassen waren in der Regel direkt mit den Unternehmen verbunden; diese waren somit selbst für die finanzielle Basis der Pensionskasse verantwortlich und hatten einen grossen Anreiz, Rentenfälle zu vermeiden. Mit der Professionalisierung der zweiten Säule begannen viele Pensionskassen, das Risiko der Invalidität über eine externe Versicherung abzudecken, womit die Verbindung zu den Unternehmen und deren direkte finanzielle Verantwortung deutlich schwächer wurde. Im Falle einer Invalidität stieg zwar die Risikoprämie des Unternehmens in der zweiten Säule, aber die Konsequenzen einer finanziellen Überbelastung der Pensionskasse durch Invalidenrenten mussten nicht mehr vollständig von der Firma getragen werden. Prämienerhöhungen stellten nur einen geringen Anreiz zur Invaliditätsvermeidung dar: Sie traten verzögert ein und mussten zur Hälfte von den Mitarbeitenden getragen werden. Die Kosten der Prämienerhöhung konnten somit geringer sein als die Kosten der Wiederbeschäftigung eines leistungsschwachen Mitarbeiters.

Fazit

Mit der Erhöhung der Wettbewerbsintensität der Schweizer Wirtschaft sind die Nischen für leistungsschwächere Menschen kleiner geworden, zumal das Risiko einer Eingliederung von Behinderten zu einem beträchtlichen Teil von den Arbeitgebern getragen werden muss. Der organisatorische und finanzielle Mehraufwand, den die Integration von Behinderten in eine Unternehmung mit sich bringt, wirkt abschreckend. Ein erhöhtes Ausfallrisiko wirkt sich negativ auf die Schadensquote und damit auf die Pensionskassen- und Krankentaggeldversicherungsprämien eines Unternehmens aus. Steuerliche Begünstigungen, Lohnsubventionen oder Entlastungen bei der beruflichen Vorsorge im Bereich der Invaliditätsleistungen, die die finanziellen Nachteile engagierter Firmen ausgleichen könnten, fehlen in der Invalidenversicherung oder sind wegen der fehlenden Vernetzung der IV mit dem Arbeitsmarkt nicht ausreichend bekannt.

Initiativen privater Akteure zeigen jedoch, dass sich Arbeitgeber grundsätzlich für die Eingliederung gewinnen lassen, wenn sie dabei unterstützt und die Anreize richtig gesetzt werden. Betrachtet man die Resultate einer Unternehmensbefragung (BAUMGARTNER et al. 2004), scheinen weitaus mehr Arbeitsplätze im ersten Arbeitsmarkt für Behinderte vorhanden zu sein, als heute besetzt werden: 8 Prozent der schweizerischen Arbeitsplätze sind demnach prinzipiell für behinderte Menschen geeignet.

09 / DAS ANGEBOT VON HILFSMITTELINDUSTRIE, HEIMEN UND WERKSTÄTTEN

Mit der Einrichtung der IV entstand rund um die speziellen Bedürfnisse der Behinderten ein bedeutender Wirtschaftszweig: die Hilfsmittelhersteller und -händler sowie Wohnheime und Werkstätten für Behinderte. Die Ausgaben der IV für Hilfsmittel, Heime und die private Behindertenhilfe stiegen seit der Gründung der IV kontinuierlich an. «Die Schweiz ist eines der wenigen Länder der westlichen Welt, deren Sonderangebot ‹für› Behinderte trotz Mittelknappheit ungebremst weiter wächst», kommentierte die NZZ die Entwicklung (NZZ 2004). In diesem Kapitel werden die Ursachen für diese Entwicklung in den drei Bereichen Hilfsmittel, Heime und Werkstätten sowie der privaten Behindertenhilfe aufgezeigt:

– Im zunehmend wichtigeren Hilfsmittelbereich werden Marktkräfte systematisch ausser Kraft gesetzt. Absprachen zwischen der Branche und der IV führten zu Kartellbildungen und überhöhten Preisen. Behinderte haben keine Anreize, bei der Wahl der Hilfsmittel die kostengünstigere Variante zu wählen.
– Der Heim- und Werkstättenbereich ist während Jahren fast ungebremst gewachsen; es fehlte an wirksamen Kontroll- und Steuerungsmechanismen.
– Die finanzielle Unterstützung der IV an private Institutionen der Behindertenhilfe ist stark zersplittert und wurde kaum leistungsorientiert ausgerichtet.

Kartellähnliche Verhältnisse in der Hilfsmittelindustrie

Damit die IV ihr oberstes Ziel, die Wiedereingliederung, verwirklichen konnte, stellte sie den Behinderten Hilfsmittel wie Hörgeräte, Prothesen oder Rollstühle zur Verfügung: «Wenn die Eingliederungsmassnahmen wirksam sein sollen, so müssen den Versicherten im Zusammenhang damit alle Hilfsmittel zur Verfügung gestellt werden, die zum Zwecke der Eingliederung in Frage kommen» (EIDGENÖSSISCHE EXPERTENKOMMISSION 1956: 69). Da sich der Eingliederungsgedanke ursprünglich auf die berufliche Integration beschränkte, finanzierte die IV zu Beginn ausschliesslich jene Hilfsmittel, die für die Eingliederung ins Erwerbsleben nötig waren. Im Rahmen der 1. IV-Revision 1968 wurde eine erste Erweiterung durchgesetzt: Neu konnten auch Rentenbezüger, die nicht mehr ins Erwerbsleben zurückkehren konnten, Hilfsmittel beziehen.

Sukzessive setzte sich dann das Bewusstsein durch, dass nicht nur die berufliche, sondern auch die Eingliederung in den jeweiligen Aufgabenbereich (z.B. Verrichtung alltäglicher Dinge, Haushaltsführung) und die soziale Integration von grosser Bedeutung sei. Per Verordnung wurden deshalb ab 1983 auch Hilfsmittel für die Selbstsorge und die gesellschaftliche Eingliederung zugelassen. Heute besteht ein umfassender Katalog an Hilfsmitteln (Rollstühle, Gehhilfen, Hörgeräte, usw), die die Betroffenen in ihrem beruflichen und privaten Leben unterstützen und die soziale und die berufliche Integration von Behinderten fördern. Allerdings haben sich in der IV Vorgehensweisen und Regeln etabliert, die die Marktkräfte sowohl auf der Angebots- wie auf der Nachfrageseite ausser Kraft setzen.

Lukrative Geschäfte für die Anbieter — Die Kosten der IV für Hilfsmittel betrugen 1990 82 Millionen Franken, 2005 bereits 262 Millionen. Das entspricht rund 2 Prozent der Ausgaben der IV im Jahr 1990 und 2,3 Prozent 2005. Zwischen 1990 und 2005 haben sich diese Ausgaben der IV somit nominal mehr als verdreifacht, bei einer gleichzeitigen allgemeinen Teuerung von «nur» 26,4 Prozent. Der relative Kostenanteil stieg zwar nur um 0,3 Prozentpunkte an, dies allerdings bei insgesamt stark angestiegenen Kosten der IV. Der Anteil der Hilfsmittelaufwendungen an den Kosten für individuelle Massnahmen (medizinische Massnahmen für Geburtsbehinderte, berufliche Massnahmen im Rahmen der Ausbildung und Umschulung sowie Beiträge an die Sonderschulung) stieg von 8,9 Prozent im Jahr 1990 auf 15,4 Prozent im Jahr 2005.

Dieses Ausgabenwachstum ist teilweise darauf zurückzuführen, dass die Nachfrage nach Hilfsmitteln mit der Erweiterung des Kreises der Anspruchsberechtigten zugenommen hat. Damit allein können die hohen Ausgaben aber nicht hinlänglich erklärt werden.

Mitverantwortlich dafür sind überhöhte Preise. Bereits 1999 beschäftigte sich der Preisüberwacher ein erstes Mal mit den Preisen von Hilfsmitteln. In einer zweiten Untersuchung 2003 stellte er fest, dass die Preise für Hörgeräte in der Schweiz das Vierfache der Preise in Deutschland betragen können (PREISÜBERWACHER 2003: 1025). Kostentreibend wirkte sich dabei der Umstand aus, dass die IV die Tarifverhandlungen nicht mit den einzelnen Anbietern, sondern mit der ganzen Branche führt, womit die Konkurrenz zwischen den Anbietern ausgesetzt wurde. Im Vorfeld der Tarifverhandlungen war es daher der oft kleinen Anzahl von Anbietern möglich, sich durch Absprachen eine solide Verhandlungsposition zu verschaffen, gegen die sich die IV kaum durchsetzen konnte. Es entstand eine Situation, die einem kartellistisch organisierten Markt gleicht. Der KASSENSTURZ bemerkte 2002 dazu: «Die IV zahlt, was die Händler verlangen. Von Preisverhandlungen oder Rabatten keine Spur» (KASSENSTURZ 24.9.2002).

Die Resultate der Tarifverhandlungen wurden in einer Preisliste festgehalten, die für die ganze Branche als Richtwert galt. Der angegebene Preis entspricht dem von der IV vergüteten Maximalpreis. Dass die Hersteller und Vertreiber ihn ausschöpften, verwundert nicht. Abklärungen des PREISÜBERWACHERS haben sogar ergeben, «(…), dass gewisse Rollstuhlhändler und Hörgerätehersteller der Invalidenversicherung (IV) zu hohe Preise verrechnen» (JAHRESBERICHT PREISÜBERWACHER 2003: 1023). Das System wurde zusätzlich pervertiert, indem die IV bei gleichem Zweck für luxuriösere Hilfsmittel mehr bezahlte als für einfachere. Der Preisüberwacher stellte fest: «Je moderner und luxuriöser ein Gerät war, desto mehr wurde von der IV vergütet» (PREISÜBERWACHER 1999: 715). Damit handelte die IV ihrem Grundsatz «Hilfsmittel werden in einfacher und zweckmässiger Ausführung abgegeben» (Art. 21 IVG 1960) zuwider.

Bevormundete Kundschaft — Die IV schreibt den Behinderten bis heute vor, wo sie welches Hilfsmittel zu erstehen haben. Dies im Gegensatz zur AHV, die ihre Praxis bei der Rollstuhlabgabe 2007 änderte. Die IV hingegen wickelt hier Geschäfte direkt mit den Anbietern ab. Diese eruieren die Bedürfnisse der Invaliden, bestimmen das passende Produkt, machen einen Kostenvorschlag und stellen die Kosten der IV in Rechnung. Damit bestimmen die Anbieter sowohl den Preis als auch die Nachfrage nach Hilfsmitteln. Der Behinderte hingegen kommt als Kunde in diesem Ablauf gar nicht vor. Im Gegenteil: Verhält er sich als Kunde und wählt Modell oder Händler selbst aus, vergütet die IV die entstandenen Kosten nicht, selbst wenn das gekaufte Produkt billiger ist.

Die geltende Regelung zeugt einerseits von einem mangelnden Kostenbewusstsein der IV, andererseits von einer bevormundenden Haltung gegenüber Behinderten. «Die fürsorglichen Beamten von der IV haben das Gefühl, sie müssten die Beschaffung von Hilfsmitteln genau regeln, weil die Behinderten nicht selbst dazu in der Lage seien», interpretiert Peter WEHRLI, Leiter des ZENTRUMS FÜR SELBSTBESTIMMTES LEBEN (ZSL), die heutige Situation (Expertengespräch Peter WEHRLI, ZSL). «Es ist zunehmend skandalös, wie die Hersteller und Vertreiber von notwendigen Hilfsmitteln wie Rollstühle, Hörgeräte, Sehhilfen usw. eine Preispolitik betreiben, die das Gefühl aufkommen lässt, die Invalidenversicherung werde von dieser Hilfsmittelindustrie als ‹Goldesel› missbraucht» (Expertengespräch mit Theophil SAUNER, ehemaliger Berufsberater).

Bereits im IV-Gesetz von 1960 wurden die Weichen für die heutige Situation gestellt, indem die Regulierung des Hilfsmittelmarktes der IV in die Hände gelegt wurde: «Der Bundesrat ist befugt, mit (...) den Abgabestellen für Hilfsmittel Verträge zu schliessen, um die Zusammenarbeit mit den Organen der Versicherung zu regeln und die Tarife festzulegen» (Art. 27 IVG 1960). Diese Kompetenzzuweisung entsprang der Überlegung, die IV sei am besten geeignet, Behinderte mit qualitativ hoch stehenden Produkten zu versorgen. Es mag auch der Gedanke eine Rolle gespielt haben, dass die IV mit ihrer Marktmacht Einfluss auf die Preisgestaltung ausüben könnte. Damit wurden Absprachen mit Fachhändlern, die über die Produkte und ihre Qualität am besten informiert waren, initiiert. Das traditionelle Fürsorgedenken, das vom Bild des hilfsbedürftigen, unmündigen Behinderten ausging, wurde von der IV weitergetragen.

Ungenutzte Nachfragemacht — Die Angebotsseite des Hilfsmittelmarkts erhält durch die Tarifabschlüsse des BSV mit der ganzen Branche, nur wenigen Anbietern sowie verbindlichen Maximalpreisen viel Verhandlungsmacht bzw. einen grossen Gestaltungsspielraum. Eine starke Position könnte aber auch die IV innehaben, da sie als Institution der grösste Nachfrager nach Hilfsmitteln in der Schweiz ist. Verschiedene Faktoren tragen jedoch dazu bei, dass die IV die Nachfragemacht nie ausgespielt hat.

Nachteilig wirkte sich eindeutig der Abschluss von Tarifverträgen durch das BSV aus. Dies wurde jedoch schon 1959 im Artikel 27 Abs. 1 des Bundesgesetzes über die Invalidenversicherung (IVG) geregelt. Mit diesem Gesetz ist die IV in den Verhandlungen eingeschränkt. Während die Verhandlungspartner auf der Angebotsseite einen finanziellen Anreiz haben, einen möglichst lukrativen

Preis auszuhandeln, ist dies bei den Angestellten der IV in der Regel nicht der Fall. Ein niedrigerer Preis würde die Allgemeinheit zwar kostenmässig entlasten, ein direkter finanzieller Gewinn ergibt sich aber für den einzelnen Mitarbeiter nicht – oder, wie es die ökonomische Theorie der Bürokratie formuliert: «...like all other organizations, the government has agents who are more interested in their own welfare than in any collective goals» (BANERJEE 1997: 1290).

Schliesslich ist die Nachfrage der IV wenig elastisch, denn sie ist gesetzlich dazu verpflichtet, Hilfsmittel abzugeben (Art. 3 HVI). Bei einer Preisänderung ändert sich die nachgefragte Menge nur geringfügig. Aus der Bereitstellungspflicht resultiert auch, dass die IV, da sie die Bereitstellung (zeitnah) gewährleisten muss, sich nicht in langwierige Verhandlungen mit den Anbietern einlassen kann.

Im Rahmen des Berichts der Eidgenössischen Finanzkontrolle vom Juni 2007 wird die Abgabe von Hilfsmitteln in AHV und IV anhand von Hörgeräten evaluiert. Hintergrund des Berichts bildet ein in den vergangenen Jahren beobachtetes starkes Ausgabenwachstum. Gemäss Bericht kommt der Versorgungsqualität (nebst der Mengenausweitung) eine grosse Bedeutung in der Erklärung der gestiegenen Ausgaben zu: Sowohl Expertenärzte wie auch Akustiker haben klare Anreize, die bestmöglichen statt einfache Hilfsmittel zu verschreiben, wodurch eine Verschiebung von einer kostengünstigen auf eine kostenintensive Versorgung stattgefunden hat. Auch hier spielen Informationsasymmetrien zwischen dem BSV und den Leistungserbringern eine Rolle: Bei den Tarifverhandlungen 1999 war das BSV weitgehend auf die Angaben der Akustikerbranche angewiesen. Dieser Bericht hat die Diskussionen um Kosteneinsparungen wiederum neu angestossen. Obwohl das BSV in der Stellungnahme bei weitem nicht allen Empfehlungen zur Kosteneinsparung folgt, sind doch Leistungskürzungen (z.B. Reduktion der Schlussexpertise) und damit auch Interventionen seitens der Interessenverbände zu erwarten.

Blockierte Reformen — Seit dem Ende der 1990er-Jahre ist bei der IV das Bewusstsein gereift, dass bei den Tarifen für Hilfsmittel Handlungsbedarf besteht. 1999 trat ein neuer Tarif für Hörgeräte in Kraft, der eine Senkung der Preise um durchschnittlich 22 Prozent mit sich brachte. Zudem schliesst das Bundesamt für Sozialversicherungen die Verträge seit einigen Jahren nicht mehr mit der Branche als Ganzer ab, sondern nur noch mit den einzelnen Anbietern (PREISÜBERWACHER 1999: 716). Dennoch stellte der PREISÜBERWACHER 2003 fest, dass die Preise zum Beispiel für Rollstühle und Hörgeräte in der Schweiz im Vergleich zum Ausland weiterhin massiv zu hoch sind (PREISÜBERWACHER 2003: 1023). Und auch der Leiter des Geschäftsfeldes IV des Bundesamts für Sozialversicherungen, Alard DU BOIS-REYMOND, meinte vor kurzem: «Es besteht Handlungsbedarf. Die Tarife bei Schuhen, Hörgeräten, Rollstühlen und anderen sogenannten Hilfsmitteln sind zu hoch» (BLICK 12.7.2006).

Die Veränderungen sind nicht immer leicht durchzusetzen. Senkt die IV die Tarife für die Hilfsmittel, reagieren die Produzenten mit Qualitätsminderungen. Dagegen wehren sich aber die Behinderten, wie das Beispiel der Verhandlungen über Hörgerättarife zeigt: Die IV kündigte im März 2006 Tarifsenkungen an. In einem Mediencommuniqué wehrte sich die Interessenvertreterin der Hörbehinderten aber vehement dagegen: «Bei der Finanzierung von IV-Hilfsmitteln, insbesondere von Hörgeräten, geht das Bundesamt für Sozialversicherungen (BSV) seltsame Wege. Es spart 8 Mio. Franken auf dem Buckel von Hörbehinderten zugunsten von Hörgeräteanbietern. Das akzeptiert pro audito schweiz als Vertreterin der Hörbehinderten nicht» (PRO AUDITO SCHWEIZ Mediencommuniqué 28.7.2006). Nicht zuletzt aufgrund des Drucks der Interessengruppen blieben die alten Tarife bestehen.

Für Jürg SOMMER, Gesundheitsökonom an der Universität Basel, haben die Hersteller zu lange davon profitiert, dass Behinderten-Produkte ein Tabu sind. Diskussionen über Art und Umfang der Leistungen seien aus falsch verstandener Rücksicht auf Behinderte verhindert worden (FACTS 20.5.1998). Gegenwärtig prüft die IV die von Behindertenorganisationen vorgebrachte Idee, den Betroffenen Pauschalbeiträge zu entrichten, die sie nach ihren Bedürfnissen verwenden können. Auf diese Weise wären sie Kunden und könnten selbst über den Kauf eines Produktes entscheiden.

Unkontrolliertes Wachstum bei Heimen und Werkstätten

Bei der Gründung der IV war klar, dass zur Betreuung und Eingliederung von Behinderten Spezialinstitutionen notwendig sein werden. Die Eidgenössische Expertenkommission hielt 1956 fest: «Nicht nur die medizinischen, sondern auch die übrigen Eingliederungsmassnahmen müssen (...) oft in Anstalten durchgeführt werden, sei es, dass die Betroffenen dort untergebracht werden (...), sei es, dass sie die Anstalt zur Durchführung gewisser Massnahmen besuchen, ohne dort untergebracht zu sein» (EIDGENÖSSISCHE EXPERTENKOMMISSION 1956: 98).

Für Behinderte, die nicht allein oder bei ihrer Familie wohnen können, gibt es Wohnheime. Menschen mit Behinderungen, die nicht oder nicht mehr im regulären Arbeitsmarkt beschäftigt werden können, bieten geschützte Werkstätten eine Alternative. Durch Förderkurse usw. können Wohn- und Werkstätten aber auch einen wichtigen Beitrag zu einem selbstständigen Leben oder zu einer Eingliederung in den ersten Arbeitsmarkt beitragen. Gelingt eine Eingliederung, kann die Zahlung von Renten vermieden werden. Inwiefern aber die getroffenen Massnahmen real zu einer Reintegration führen, ist nicht bekannt.

Die IV leistet an solche Institutionen finanzielle Beiträge: «Die Versicherung gewährt Beiträge an die Errichtung, den Ausbau und die Erneuerung von öffentlichen und gemeinnützigen privaten Anstalten und Werkstätten,

die in wesentlichem Umfang Eingliederungsmassnahmen durchführen»
(Art. 73 IVG 1960). Unter diesem Titel richtete die IV 1990 0,391 Milliarden
Franken als Betriebsbeiträge (nicht hinzugezählt sind Kosten für Bau und
Einrichtungen) an Werkstätten, Wohnheime und Tagesstätten aus; 2004
bezahlte sie für dieselbe Aufgabe 1,310 Milliarden Franken (Bundesamt für
Sozialversicherung 2007: 32). Innerhalb von 17 Jahren haben sich also auch
diese Kosten mehr als verdreifacht [Abbildung 9.17].

Zunahme der Heimplätze — Für diese Kostenentwicklung ist zum einen der
starke Anstieg der Plätze in Heimen und Werkstätten verantwortlich: 1996
standen gesamtschweizerisch 19 534 Plätze in Wohnheimen und 20 298 Plätze
in Werkstätten zur Verfügung. Zehn Jahre später, 2006, sind es deren 22 838
bzw. 23 701 (BUNDESAMT FÜR SOZIALVERSICHERUNGEN 2007, Planstellen der
Bedarfsplanung). «Immer mehr Menschen mit immer leichteren Behinderungen werden in Institutionen betreut, wohingegen Menschen mit schweren
Behinderungen immer häufiger abgewiesen werden, weil ihre Pflege und
Betreuung zu aufwändig und durch die gewährten Durchschnittsbeiträge
nicht gedeckt sind. Ihnen bleibt dann nur die Einweisung in ein Pflegeheim
für Betagte oder der Aufenthalt im Spital. Ein Verbleib zu Hause wird hingegen nur minimal mit einer Hilflosenentschädigung von max. 54 Franken
pro Tag unterstützt» (Katharina KANKA, FASSIS – Fachstelle Assistenz Schweiz,
Expertengespräch 2007).

Steigende Betriebsbeiträge — Zum anderen sind die Kosten pro Platz höchstwahrscheinlich stark angestiegen: Der Zunahme der Wohn- und Werkstättenplätze von insgesamt fast 17 Prozent steht eine Zunahme der gesamten
Betriebsbeiträge von über 62 Prozent im gleichen Zeitraum gegenüber (dies
bei einer allgemeinen Teuerung von 8,5 Prozent). Auch wenn die Zahlen zu
Wohn- und Werkstattplätzen mit Unsicherheiten behaftet sind, da bis zum
Jahr 2003 nur Planstellen erfasst wurden, ist es dennoch naheliegend, dass die
Kosten pro Platz stark gestiegen sind.

Für die gestiegen Kosten können verschiedene Gründe verantwortlich gemacht werden. Der Kostenanstieg kann eine bessere Betreuungsqualität, verstärkte Eingliederungsmassnahmen oder einen höheren Betreuungsaufwand aufgrund schwerer Behinderungen reflektieren. Er kann aber auch Ineffizienzen und falsche Anreize für die höheren Kosten dokumentieren. Gemäss Fassis erfüllt fast die Hälfte der Heimbewohner, also knapp 10 000 Personen, die Kriterien der Hilflosigkeit nicht. – Die Kriterien bemessen sich am Bedarf an regelmässiger persönlicher Hilfe bei den alltäglichen Lebensverrichtungen bzw. besonders aufwändiger Pflege, gesellschaftlichen Kontakten, Überwachung oder lebenspraktischer Begleitung (Expertengespräch mit Katharina kanka, fassis). Sehr problematisch ist, dass keine ausreichende Datenlage vorhanden ist, um eine Kosten-Nutzen-Analyse durchführen zu können.

Bei dem Inkrafttreten des IVG 1960 war klar, dass das Ziel der IV – die Eingliederung Behinderter ins berufliche und soziale Leben – nur realisierbar ist, wenn entsprechende Rehabilitationseinrichtungen zur Verfügung gestellt werden können. Die Eidgenössische Expertenkommission, die die IV konzipierte, ging von der Überzeugung aus, die «besonderen Voraussetzungen für die Beitragsberechtigung können nicht allgemein umschrieben werden, da sie je nach dem Zweck der Anstalt oder Werkstatt ganz verschieden sind. Es muss deshalb dem Bundesrat überlassen werden, die nötigen Ausführungsbestimmungen zu erlassen» (Eidgenössische Expertenkommission 1956: 102). Vermutlich verfügte die IV damals auch weder über das nötige Fachwissen noch über die Infrastruktur und die Ressourcen, um geeignete Auswahlkriterien und Kontrollmechanismen zu entwickeln und umzusetzen.

Grosse Kostenunterschiede — Eine 2001 von der Eidgenössischen Finanzkontrolle durchgeführte Effizienz- und Wirkungsanalyse der Werkstätten für Behinderte wies auf massive Kostenunterschiede der unterstützten Institutionen hin. Diese Kostenunterschiede allein auf unterschiedliche Produktivitäten der Werkstätten zurückzuführen, wäre falsch. Der Grund ist vielmehr, dass sich die Subventionen nach den geschätzten Kosten berechnen, die der Werkstätte aus der Beschäftigung eines Behinderten entstehen. Der Anreiz, diese geschätzten Kosten möglichst hoch anzusetzen, liegt auf der Hand (Eidgenössische Finanzkontrolle 2001).

Die Werkstätten werden verleitet, den Lohn – als Indikator für die Produktivität – zu gering anzusetzen: «(...) je niedriger der Lohn der invaliden Person, das heisst, je eingeschränkter ihre Erwerbsfähigkeit infolge Invalidität, desto höher fallen die von ihr verursachten Kosten aus und dementsprechend höher sind auch die auf diese Weise berechneten Subventionen» (Wirtschaftlichkeitsprüfung Eidgenössische Finanzkontrolle 1/2002). Der grösste Anteil der Subventionen entfällt jedoch auf die Betreuung der Behinderten. Eine Kontrolle dieser Kosten ist jedoch nur schwierig möglich, insbesondere dann, wenn Daten nicht vorhanden sind bzw. ein Referenzpunkt fehlt.

Die von der Finanzkontrolle vorgeschlagenen Massnahmen, mit denen die Effizienz der Werkstättenfinanzierung gesteigert werden könnte – zum Beispiel, indem ein minimaler Rentabilitätsgrad festgelegt und für die Werkstätten ein Referenzpunkt erhoben wird, um die leistungsstärksten unter ihnen zu bestimmen –, wurden allerdings nicht umgesetzt. Wesentliche Ursache dafür ist die mit dem NFA ab 2008 übertragene Zuständigkeit für die Finanzierung von Heimen und Werkstätten an die Kantone. Das Bundesamt für Sozialversicherung sah daher keinen Anlass, für die verbleibende Zeit noch eigene Kontrollmechanismen zu entwickeln.

Föderalistische Auseinandersetzung — Bereits in den 1980er-Jahren scheitere ein Vorschlag, die Finanzierung der Heime vom Bund an die Kantone zu übertragen. «Die Gegner fürchteten, dass (…) die spezialisierten Heime ihren Standard ohne Bundesfinanzierung nicht halten könnten» (Tages-Anzeiger 12.6.1989). Nicht zuletzt auf Druck der Insos, des Branchenverbands von Institutionen für Menschen mit Behinderung, zog die Studienkommission damals ihren Vorschlag zurück und beschloss, das Engagement des Bundes beizubehalten.

Auch für die Kantone war der Ausbau des Werkstätten- und Heimsektors nicht uninteressant, konnten doch Arbeitsplätze geschaffen werden, ohne dass die kantonalen Budgets belastet worden wären. Bis zur Jahrtausendwende verliess sich die IV bei der Zusprache von Mitteln für Heime und Werkstätten nahezu ausschliesslich auf die Beurteilung der kantonalen Behörden. Dann aber führte der Bund den Bedarfsnachweis für Werkstätten, Wohnheime und Tagesstätten bei Bau- und Betriebsbeiträgen ein – zunächst auf Verordnungsstufe, dann offiziell im Rahmen der 4. IV-Revision 2004.

Eine Abklärung bei den Behinderten selbst ist nach wie vor nicht vorgesehen – entsprechende Vorstösse im Rahmen der 4. IV-Revision und des IFEG anlässlich der NFA scheiterten im Parlament. So können die Leistungserbringer weitgehend bestimmen, welche Leistungen sie anbieten und ihnen entschädigt werden sollen. Mit der Neugestaltung des Finanzausgleichs (NFA) und der Aufgabenteilung zwischen Bund und Kantonen dürfte sich dies ändern. Ab 2008 müssen die Kantone die Beiträge an die Behinderteninstitutionen vollumfänglich selbst finanzieren. «Wenn die Kantone (…) selber die finanziellen Konsequenzen tragen müssen, werden sie genauer wissen wollen, wer welche Zielvorgaben (z.B. Integration) mit welcher Effizienz erreicht. Einige werden die Stelle wechseln müssen, weil sie das Gute, das sie zu tun meinen, nicht effizient genug tun», vermutete die NZZ (NZZ 2004).

Die bisherige Subventionierungspraxis gefährdet teilweise auch die Wiedereingliederung. Zwar strebt der Bund mit der Subventionierung von Werkstätten eine bessere gesellschaftliche Integration der Personen mit einer anerkannten Invalidität an. Für die Werkstätten sind nun aber gerade Personen, die aufgrund ihres Leistungsvermögens am ehesten in den ersten Arbeitsmarkt eingegliedert werden könnten, die lukrativsten. Eine richtiggehende

Integration von Personen mit einer Behinderung muss daher nicht unbedingt im Interesse der Wohnheime und Werkstätten sein.

Ihnen gegenüber stehen Behinderte mit der Forderung nach einem selbstbestimmten Leben. Ein neuer Weg wird mit dem Pilotprojekt «Assistenzbudget» – durchgeführt von BSV und FASSIS – beschritten. Anstelle der Hilflosenentschädigung erhalten die Teilnehmenden ein individuelles Assistenzbudget, das im Einzelfall ähnlich hoch sein kann wie bisherige kollektive Beiträge. Damit können sie eigenverantwortlich Assistenzdienste einkaufen, die ein Leben ausserhalb der institutionellen Behindertenbetreuung ermöglichen und die Selbstbestimmung erhöhen sollen. Inwieweit dies gelingen kann, hängt von der effektiven Verhandlungsposition ab, mit der sie als Nachfrager auftreten.

Bescheidener Einfluss privater Initiativen

Neben den Werkstätten und Heimen erhalten auch die Organisationen der privaten Invalidenhilfe finanzielle Unterstützung von der IV: «Die Versicherung gewährt den Dachorganisationen der privaten Invalidenhilfe und den Ausbildungsstätten für Fachpersonal der beruflichen Eingliederung Beiträge» (Art. 74 IVG 1960). Die Beiträge werden für die Beratung von Invaliden und ihren Angehörigen, Kurse «zur Ertüchtigung Invalider» (Art. 74 IVG 1960) sowie Aus- und Weiterbildung von Fachpersonal für die Betreuung und Ausbildung Invalider ausgerichtet. 2004 finanzierte die IV Organisationen wie PRO INFIRMIS, AGILE oder die Arbeitsgemeinschaft zur Eingliederung Behinderter (SAEB) mit insgesamt rund 178 Millionen. Franken.

Finanzierung ohne Steuerung — Die Unterstützung privater Organisationen der Behindertenhilfe leidet am selben Problem wie die Finanzierung von Werkstätten und Heimen: Bis zum Ende der 1990er-Jahre fehlte es an

Steuerungsmechanismen. Obwohl das Gesetz ausdrücklich verlangt, dass die Beiträge ausschliesslich Dachorganisationen zugesprochen werden, erhielten 1997 insgesamt 636 Organisationen solche Finanzhilfen. Der Mangel an Kontrolle war offenbar so gross, dass das BSV nicht einmal die genaue Zahl der unterstützten Dachorganisationen kannte. Beatrice BREITENMOSER, die damalige Chefin der Abteilung Invalidenversicherung im BSV, schätzte die Anzahl unterstützter Dachorganisationen 1997 nämlich auf «etwa 65–85» (SOZIALE SICHERHEIT 1997: 212), und sie war der Ansicht: «Eine Koordination oder Steuerung ist beim heutigen System unmöglich» (SOZIALE SICHERHEIT 1997: 213). Auch Pro Infirmis meinte, dass die Koordination der Hilfswerke mangelhaft sei und zu Ineffizienzen führen könne: «Umso mehr wäre es (…) nötig, dass sich die privaten Hilfswerke noch besser koordinieren würden, dass die heute bestehende Zersplitterung der Anstrengungen abgebaut werden könnte und dass man endlich ein-sehen würde, dass mit den beschränkt vorhandenen Mitteln effizient umgegangen werden muss. Wir werden es uns in Zukunft kaum mehr leisten können, dass manches zwei- oder dreifach getan wird, während anderes einfach liegen bleibt» (ZAK 1979: 289).

Seit der 4. IV-Revision sollten Beiträge an private Institutionen nach dem Bedarfsprinzip und unter wettbewerbsähnlichen Bedingungen zugesprochen werden, was gemäss Beatrice BREITENMOSER bedeutete: «(…) die Besitzstände werden in Frage gestellt, das Geld wird nicht mehr automatisch fliessen, sondern es werden etwa alle drei Jahre neu Verhandlungen über die Aufgaben der Organisationen und die Beiträge der IV geführt» (SOZIALE SICHERHEIT 1997: 213). Erneut wurde statuiert, dass nur Dachorganisationen Beiträge erhalten sollten: «Die Leistungsverträge werden ausschliesslich mit nationalen bzw. sprachregionalen Dachorganisationen abgeschlossen. Regionale oder lokale Behindertenorganisationen werden nur noch indirekt, d.h. via Dachorganisationen, Beiträge erhalten können» (BUNDESRAT 2001: 3222). Heute schliesst das BSV formal zwar «Leistungsverträge» ab, inhaltlich werden diese Leistungen jedoch kaum definiert.

Fazit

Im Markt für Hilfsmittel bestehen Faktoren, die die effizienzfördernden Möglichkeiten des Marktmechanismus substanziell beeinträchtigen. Ein Grossteil der Ineffizienz dieser institutionellen Arrangements ist dabei nicht Ausdruck eines notwendigen Marktversagens, sondern kann durch eine Reorganisation des Marktes beseitigt werden. Das BSV verhandelt mit der ganzen Branche und setzt Tarife für alle fest. Dies führt dazu, dass die Anbieter im Vorfeld durch Absprachen höhere Preise erzielen können. Dies garantiert den Anbietern eine treue Kundschaft, hohe Preise sowie sichere Arbeitsplätze. Betroffene – die selber in der Regel am besten über ihre Bedürfnisse informiert sind – haben nur wenig Mitbestimmung, was den Bezug ihrer Hilfsmittel anbelangt.

Angestiegen sind auch die Kosten von Werkstätten und Heimen, wohl nicht zuletzt als Folge nichtoptimaler Steuerungs- und Kontrollmechanismen. «Wohl kein anderer Wirtschaftszweig mit einem vergleichbar hohen Umsatz wie jener der Sozialpolitik kann es sich leisten, derart intransparent zu sein – zum Nachteil der Betroffenen und der Kostenentwicklung», formuliert die FASSIS (Fachstelle Assistenz Schweiz 2006). Das Nachsehen haben nicht nur die Steuerzahler, sondern auch jene Behinderten, die gerne eigenständig handeln und leben wollen. Das bestehende System bietet dazu wenige Möglichkeiten. Ein erster Schritt dazu wird gegenwärtig mit dem Pilotprojekt «Assistenzbudget» gemacht. Abzuwarten bleibt die Kostenentwicklung aufgrund des neuen Finanzausgleichs. Einerseits entfällt der Anreiz der Kantone, Arbeitsplätze und Einrichtungen auf Kosten des Bundes zu schaffen. Andererseits kann eine mangelhafte Transparenz verhindern, dass ein schweizerischer Referenzpunkt geschaffen wird, der helfen würde, die Effizienz des Betreuungssystems zu erhöhen.

10 /
DIE ARBEIT DER VOLLZUGSORGANE

Der Vollzug der IV lag zunächst bei den Regionalstellen, den IV-Kommissionen und den IV-Sekretariaten; seit 1995 sind diese drei Organe in den kantonalen IV-Stellen zusammengefasst. Ihre Aufgabe besteht darin, den Grundsatz «Eingliederung vor Rente» in der Praxis zu vollziehen. Seine Umsetzung bereitet jedoch Schwierigkeiten: «Neben einer Zunahme der Eintritte in die Invalidenversicherung ist die Wahrscheinlichkeit eines Austritts durch eine berufliche Wiedereingliederung (...) auch gesunken» (FLÜCKIGER/GÄRTNER 2005: 75). Dieses Kapitel zeigt auf, wie die verwaltungstechnischen Voraussetzungen der IV die Zusprache von Renten aus drei Gründen begünstigen.

- Erstens lehnt sich die IV seit ihrer Gründung in organisatorischer Hinsicht eng an die AHV an. Insbesondere wurde die Abwicklung der Versicherung zum Teil durch Organe der AHV vorgenommen. Die «Rentenlogik» der AHV wirkte sich kontraproduktiv auf den Eingliederungsauftrag der IV aus.
- Angesichts knapper Personalressourcen der IV und der aufwändigen Eingliederung von Behinderten bestand für die Verantwortlichen von Anfang an ein erhöhter Anreiz, IV-Renten zuzusprechen. Der grosse Ermessensspielraum der Durchführungsorgane liess dies zu.
- Schliesslich hinkten die möglichen Integrationsmassnahmen der IV den Trends im Arbeitsmarkt und der Entwicklung der Krankheitsbilder hinterher. Ohne moderne, bedürfnisgerechte Integrationsinstrumente gelang es der IV nur beschränkt, den Grundsatz «Eingliederung von Rente» umzusetzen.

Übernahme der AHV-Rentenlogik

Die AHV und die IV sind organisatorisch eng miteinander verbunden. Von Beginn an wurden die Ausgleichskassen der AHV für Aufgaben im Rahmen der IV herangezogen (SAXER 1977: 84). Ihnen oblag bis zur Gründung der kantonalen IV-Stellen im Jahr 1995 die Mitwirkung bei der Abklärung der Anspruchsvoraussetzungen, der Erlass der Verfügungen über Eingliederungsmassnahmen, die Festsetzung und Auszahlung der Taggelder sowie die Zusprache, Ablehnung oder Kürzung der Renten. Die Ausgleichskassen der AHV nahmen ferner die Auszahlung der Renten vor und eröffneten alle Entscheide der Organe der IV.

Die Denkweise der Ausgleichskassen der AHV ist aber mit dem Grundsatz der IV «Eingliederung vor Rente» wenig kompatibel: Die AHV ist eine Rentenversicherung, die schematisch mit dem Eintritt eines gewissen Alters Beiträge ausrichtet. Die IV hätte im Prinzip ganz anders funktionieren sollen, da das zu versichernde Risiko und die Handlungsmöglichkeiten in der IV sich deutlich von denen der AHV unterscheiden. Bereits bei der Gründung wurden Zweifel darüber geäussert, ob dies dem Auftrag der IV nicht abträglich sein könnte: «Das ist ja das ganz Besondere an dieser Versicherung: ihr teilweise unschematischer, ja schöpferischer Charakter, der sie gerade gegenüber ihrer Schwester, der AHV, bei aller äusseren Ähnlichkeit in vollen Kontrast setzt. Durch die AHV kann man nicht mehr jünger, wohl aber durch die Invalidenversicherung gesünder, beweglicher und mehrwertiger werden», gab Eugen DIETSCHI anlässlich der Nationalratsdebatte zu Protokoll (NATIONALRATSDEBATTE 1959: 88).

Ähnlich wurde in der Zeitschrift für die Ausgleichskassen argumentiert: «Der Einzelfall ist in der IV differenzierter als in der AHV, betrifft fast immer auch ein persönliches Schicksal und kann daher nicht schematisch behandelt werden» (ZAK 1961: 2). Und auch nach Meinung der NZZ verfügten die AHV-Ausgleichskassen nicht über die adäquate Philosophie, um die Geschäfte der IV sachgerecht durchführen zu können: «Es ist nicht einzusehen, warum die kantonalen AHV-Ausgleichskassen diese Aufgaben übernehmen sollen, denen hier Spezialkenntnisse und Erfahrungen abgehen» (NZZ 1959).

Keine eigene Verwaltung — Die enge Anbindung der IV an die AHV hatte vor allem administrative Gründe. Auf diese Weise konnte die neue Versicherung rasch und ohne zusätzliche Organisationsstrukturen eingeführt werden. «In Anbetracht des vorgesehenen Beitragssystems der IV sowie im Hinblick auf die Anlehnung des IV-Rentensystems an dasjenige der AHV (…) sind die AHV-Ausgleichskassen am besten geeignet, in der IV den Beitragsbezug sowie die Festsetzung und Auszahlung von Renten und Taggeldern zu übernehmen; auch mit der Abklärung der versicherungsmässigen Anspruchsvoraussetzung können sie betraut werden» (EXPERTENKOMMISSION 1956: 151). Die Expertenkommission vertrat auch die Ansicht, dass – trotz dem Grundsatz «Eingliederung vor Rente» – die Rentenadministration zentraler Bestandteil der Durchführung der IV sein werde, und sie hielt die Ausgleichskassen der AHV für absolut geeignet, diese Aufgabe zu übernehmen: «Nun verfügen die Ausgleichskassen der AHV, die bereits mit der Durchführung einer ‹Rentenversicherung› vertraut sind, über eine Organisation, die es ihnen ohne weiteres erlaubt, solche Leistungen auszurichten» (EXPERTENKOMMISSION 1956: 33).

In den Augen von Albrik LÜTHY, dem ehemaligen Leiter des Geschäftsfelds IV im Bundesamt für Sozialversicherungen, trug die starke Verknüpfung von IV und AHV entscheidend dazu bei, dass der Eingliederungsauftrag in der IV nicht die notwendige Bedeutung erhielt: «War man ursprünglich darauf bedacht, durch ein Netz von Leistungen individueller und kollektiver Art die Vorrangstellung der Eingliederungsmassnahmen vor den Geldleistungen zu gewährleisten, wurde dieses Ziel mit ständigen Verschiebungen und Vermischungen der Aufgaben der AHV untergraben» (Expertengespräch mit Albrik LÜTHY).

Mit der 3. IV-Revision sollte die IV von der AHV organisatorisch entflochten werden und mit dem Aufbau von kantonalen IV-Stellen eine eigene, von der

AHV unabhängige Struktur erhalten. Diese Entflechtung ist bis heute aber nur teilweise vollzogen. Weil die Rentenberechnung für beide Institutionen identisch ist, sind nach wie vor zahlreiche kantonale IV-Stellen organisatorisch mit der AHV-Ausgleichskasse verbunden. Die Geschäftsprüfungskommission des Ständerats kritisierte diesen inkonsequenten Gesetzesvollzug 2005 scharf: «(…) Der Bundesrat, soll die ihm (…) zustehende Organisationskompetenz nutzen, um die Absicht der Eidgenössischen Räte nach Entflechtung der IV von der AHV umzusetzen» (GESCHÄFTSPRÜFUNGSKOMMISSION DES STÄNDERATS 2005: 11).

Optimierung des Aufwands durch Berentung

Bei der Gründung der IV wurden neben den IV-Kommissionen, die aus nebenamtlich tätigen Experten bestanden, sogenannte Regionalstellen eingerichtet. Diese wirkten vor allem bei der Abklärung und der Durchführung der beruflichen Eingliederungsmassnahmen mit, sorgten für eine geeignete Berufsberatung und Arbeitsvermittlung und koordinierten die im Einzelfall durchzuführenden Eingliederungsmassnahmen. Die Regionalstellen waren für alle Versicherten tätig, die ihnen von der zuständigen IV-Kommission zur Abklärung oder Durchführung der beruflichen Eingliederung zugewiesen wurden (SAXER 1977: 85). Sie hatten allerdings keine Entscheidungsgewalt über Rente oder Wiedereingliederungsmassnahmen; diese lag bei der IV-Kommission.

Beschränkte Ressourcen — Sowohl IV-Kommissionen wie auch Regionalstellen verfügten nur über geringe personelle Ressourcen. In einer Regionalstelle arbeiteten üblicherweise nur zwei Berufsberater, die in der Regel mehrere hundert Dossiers zu betreuen hatten und durch die vielfältigen Aufgaben völlig überlastet waren. Aber auch die IV-Kommissionen sahen sich immer weniger in der Lage, die Anträge zeitgerecht zu bearbeiten: «Im Laufe der Jahre zeigte sich indessen, dass die IV-Organe einen bedeutend grösseren

Arbeitsanfall zu verkraften hatten, als vorhergesehen wurde. Insbesondere die IV-Kommissionen waren bald überlastet» (BUNDESRAT 1988: 1380).

Aus den genannten Gründen wurden immer mehr Aufgaben den IV-Sekretariaten übertragen und im Rahmen der 2. IV Revision auch deren Kompetenzen ausgeweitet, um eine Beschleunigung des Verfahrens zu erreichen: «Für eine ganze Reihe von Leistungsarten wurden die Sekretariate als zuständig erklärt, positive Beschlüsse zu fassen, wenn die Anspruchsvoraussetzungen offensichtlich erfüllt sind» (BUNDESRAT 1988: 1381). Diese Reorganisation brachte allerdings keine merkliche Entlastung vom weiter wachsenden Arbeitsvolumen. Hingegen stärkte sie jenen organisatorischen Pfeiler der IV, dem die Rentenzusprache am nächsten lag. Auch die Einrichtung von kantonalen IV-Stellen im Rahmen der 3. IV-Revision 1995 und die Einführung der Arbeitsvermittlung im Rahmen der 4. IV-Revision brachten keine Verbesserung der Personalsituation. 2005 machte nach Statistiken der IV-Stellen das Fachpersonal für berufliche Eingliederung nur 17 Prozent des gesamten Personals aus (PARLAMENTARISCHE VERWALTUNGSKONTROLLE, PVK, 2005: 40).

Die begrenzten personellen Ressourcen führten dazu, dass sich die Abklärungsverfahren in die Länge zogen. Diese Problematik wurde zusätzlich verschärft durch den Umstand, dass die Fälle zunehmend komplexer wurden und mit den Gutachten und Rechtsverfahren immer mehr Akteure am Abklärungsprozess beteiligt waren. Dadurch zögerte sich die Reintegration der Betroffenen ins Arbeitsleben so lange hinaus, bis der Gesundheitsschaden in vielen Fällen chronisch wurde und eine Wiedereingliederung gar nicht mehr möglich war. Wegen personeller Engpässe konnten Anträge nicht mehr mit der gewünschten Sorgfalt überprüft werden. Dies erhöhte die Wahrscheinlichkeit einer Rentenzusprache, da sich die Durchführung von Eingliederungsmassnahmen als sehr viel aufwändiger erwies: «Die Eingliederung sei (…) für die Verwaltung aufwändiger und mit einem Risiko verbunden (…)» (NZZ 1979).

Vernachlässigte Wiedereingliederung

Die IV hat es bis in die Gegenwart versäumt, formelle Kriterien für die beruflichen Massnahmen zu entwickeln: «In allen untersuchten IVST wird bestätigt, dass Spielräume hinsichtlich der Einleitung beruflicher Massnahmen bestehen» (FURRER et al. 2004: 39). Als Folge davon erhielten Personen, bei denen eine berufliche Massnahme sehr wohl Erfolg versprechend hätte sein können, keine solche: «(…) dem Grundsatz ‹Eingliederung vor Rente› wird bei bestimmten Personengruppen mehr Beachtung geschenkt als bei anderen. Eine Einengung des Personenspektrums hinsichtlich der Einleitung beruflicher Massnahmen darf jedoch beispielsweise nicht einfach wegen fehlender Ressourcen oder auf Grund von impliziten unbewussten Kriterien vorgenommen werden (…)» (FURRER et al. 2004: 78).

Das Ergebnis einer entsprechenden Umfrage zeigte, dass nur eine Minderheit der Betroffenen von beruflichen Massnahmen profitieren konnte (FURRER et al. 2004: 15). Nur bei knapp 30 Prozent der Befragten waren eine oder mehrere berufliche Massnahmen (zum Beispiel Berufsberatung, Arbeitsplatzintegration, erstmalige berufliche Ausbildung, Umschulung) eingeleitet worden. Es zeigt sich, dass IV-Stellen umso eher berufliche Massnahmen einleiteten, je grösser die Motivation der Betroffenen war. Für wenig Motivierte fallen die Chancen auf eine berufliche Massnahme damit weitaus geringer aus, da für die Berufsberater der Aufwand und die Überzeugungsarbeit grösser gewesen wären. Manchmal werden aber nicht einmal die Motivierten berücksichtigt: «Es gibt Hinweise darauf, dass mindestens in Einzelfällen auch motivierte Versicherte keinen Zugang dazu erhalten» (FLÜCKIGER/GÄRTNER 2005: 89).

Das Motto «Eingliederung vor Rente» hatte bei der Gründung der IV einen sehr hohen Stellenwert: «Invalide oder von einer Invalidität bedrohte Versicherte haben deshalb, im Unterschied zu den im Ausland anzutreffenden Regelungen, einen unbedingten Rechtsanspruch auf Eingliederungsmassnahmen, soweit diese notwendig und geeignet sind, die Erwerbsfähigkeit wiederherzustellen, zu verbessern, zu erhalten oder ihre Verwertung zu fördern» (SAXER 1977: 66). Da sich die Integrationsmassnahmen der IV den Trends im Arbeitsmarkt und der Entwicklung der Krankheitsbilder jedoch nur ungenügend anzupassen vermochten, gelang es nur sehr beschränkt, die Eingliederungsmaxime umzusetzen. Drei Gründe sind vornehmlich dafür verantwortlich:

Veraltete Integrationsinstrumente — Als die Eingliederungsmassnahmen 1960 lanciert wurden, entsprachen sie den damals identifizierten Bedürfnissen und Kontextbedingungen: Da die Wirtschaft boomte, konnten die Behinderten zudem mit relativ einfachen Methoden wieder ins Arbeitsleben integriert werden. Zudem waren die beruflichen Massnahmen der IV auf irreversible Behinderungen sowie kontinuierliche Leiden ausgerichtet, da «bei der Einführung der IV (…) hinsichtlich der beruflichen Eingliederung eindeutig die Körperbehinderten im Blickfeld standen» (ZAK 1967: 257). Die Instrumente wurden der Entwicklung auf dem Arbeitsmarkt nicht angepasst.

Eine wichtige Erweiterung erfolgte, als im Rahmen der 1. Revision 1968 die beruflichen Massnahmen auch den geistig Behinderten zugänglich gemacht wurden. Danach wurden lange Zeit keine Anpassungen mehr an den beruflichen Massnahmen vorgenommen, obwohl sich das wirtschaftliche und gesellschaftliche Umfeld der IV in der Zwischenzeit stark veränderte. Als aber in den 1970er-Jahre zunächst eine Wirtschaftskrise und dann der wirtschaftliche Strukturwandel einsetzten, traten erste Dysfunktionen auf. Als Reaktion darauf, dass die beruflichen Eingliederungen offenbar immer weniger den Bedürfnissen der Wirtschaft und der Betroffenen entsprachen, wurde 1973 die erste berufliche Abklärungsstelle (BEFAS) in Basel gegründet. Dadurch erhielt die IV-Stelle die Möglichkeit, die Betroffenen über längere Zeit bei praktischen Aufgaben und in der Freizeit zu beobachten, um dann adäquatere Eingliederungsmassnahmen anbieten zu können. Zwischen 1980 und 1982 folgten ähnliche Einrichtungen in Pommery, Burgdorf, Horw und Männedorf.

Zwar wurde so die Qualität der Abklärungen verbessert, eine Anpassung der beruflichen Massnahmen wurde jedoch nicht vorgenommen.

Erst 2004, im Rahmen der 4. IV-Revision, erfolgte eine Weiterentwicklung, welche der schwierigeren wirtschaftlichen Lage Rechnung trug. Der Auftrag der IV-Stellen zur Arbeitsvermittlung wurde gesetzlich verankert: «Eingliederungsfähige invalide Versicherte haben Anspruch auf aktive Unterstützung bei der Suche eines geeigneten Arbeitsplatzes (...)» (Art. 18 IVG 1959, Fassung gemäss Ziff. 1 des BG vom 21. März 2003; 4. IV-Revision). Zudem wurde die Zielsetzung «Eingliederung vor Rente» ausdrücklich im Gesetz verankert und der Zugang zur Umschulung und zur beruflichen Weiterausbildung vereinfacht. Allerdings standen die für die Wahrnehmung dieser Aufgabe notwendigen Stellen nicht zur Verfügung. Werner DURRER, Leiter der IV-Stelle Luzern, stellte daher desillusioniert fest: «Der Auftrag der aktiven Arbeitsvermittlung, der den IV-Stellen in der 4. IV-Revision gegeben wurde, wird nicht ernst genommen, denn es wurden schweizweit nur 30 neue Stellen geschaffen» (Expertengespräch mit Werner DURRER, IV-Stelle Luzern).

Psychische Leiden als zu spät erkannte Herausforderung — Mit der Zunahme der Invalidisierungen aufgrund psychischer Leiden in den 1980er-Jahren sah sich die berufliche Wiedereingliederung der IV von neuem herausgefordert. Während die Eingliederungsmassnahmen bei körperlich und geistig behinderten Menschen aufgrund der verbesserten konjunkturellen Lage wieder zu greifen begannen, wollte die Reintegration der psychisch Behinderten nicht recht gelingen: «Eingliederungsmassnahmen der IV sind sehr wirksam, insbesondere bei Unfallpatienten und bei Umschulungen. Hingegen ist es über die Jahre hinweg konstant schwierig, psychisch Behinderte (zahlenmässig stark wachsende Gruppe) rentenwirksam einzugliedern» (SOZIALE SICHERHEIT 1999: 291/92). Dabei erhalten die psychisch Behinderten eher berufliche Massnahmen zugesprochen als die körperlich Behinderten, wie eine Untersuchung zeigte: «Die Chance, dass eine Person mit einer körperlichen Beeinträchtigung eine berufliche Massnahme erhält, ist um das Zweifache kleiner als bei Personen mit einer psychischen Beeinträchtigung» (Furrer et al. 2004: 26). An Bemühungen, die psychisch Behinderten wieder in den Arbeitsmarkt zu bringen, mangelte es also offenbar nicht.

Allerdings kam die OECD in ihrer Evaluation der schweizerischen IV 2005 zum Schluss: «Die heutigen beruflichen Eingliederungsmassnahmen der IV – Berufsberatung, erstmalige berufliche Ausbildung, Umschulung und Arbeitsvermittlung – sind oft nicht die am besten geeigneten Instrumente, um insbesondere die stark zunehmende Gruppe von psychisch Kranken oder auch beruflich schlecht qualifizierte arbeitsunfähige Versicherte erfolgreich beruflich (wieder) einzugliedern» (OECD 2005: 3). Die OECD führt dies auf zwei Ursachen zurück: Erstens sah die IV bisher primär Massnahmen zur beruflichen Eingliederung vor. Für die soziale Eingliederung, die bei psychisch Behinderten oft das grössere Problem darstellt und die Grundvoraussetzung für das Gelingen einer beruflichen Integration ist, waren keine Instrumente vorhanden. Zweitens waren die Instrumente der IV aufgrund ihrer Ausrichtung auf kontinuierlich verlaufende Leiden sehr statisch und konnten so den diskontinuierlich verlaufenden psychischen Leiden nicht gerecht werden. Eine Rentenzusprache erfolgt stets mehr oder weniger permanent, obwohl flexibel ein- und aussetzbare Renten den Bedürfnissen psychisch Behinderter viel besser entsprechen würden. Bereits im Zusammenhang mit der 4. IV-Revision forderten die Behindertenberatungsstellen neue Massnahmen für die berufliche Integration von psychisch Behinderten (sozialrehabilitative Massnahmen). Diese wurden dann jedoch erst mit der 5. IV-Revision eingeführt.

Private Akteure als «Konkurrenz» — Mangels geeigneter Instrumente und Methoden gelang es der IV nur ungenügend, komplexe Fälle zu reintegrieren. Anders ist dies bei privaten Institutionen wie Intégration pour tous (IPT) oder Rehafirst: Diese konnten oft auch für schwer vermittelbare Personen, z.B. 40 bis 50 Jahre alte Langzeitarbeitslose ohne Ausbildung, wieder Arbeit finden. IPT berichtet, dass 2006 39,5 Prozent der betreuten Dossiers mit einer unbefristeten festen Anstellung abgeschlossen werden konnten. In weniger als 10 Prozent der Fälle musste eine endgültige Arbeitsunfähigkeit festgestellt werden (Expertengespräch mit Christine THÉODOLOZ-WALKER, Direktorin von IPT).

Christine THÉODOLOZ-WALKER sieht den Vorteil der privaten Organisationen darin, dass sie den Zugang zu den Unternehmen leichter finden: «Les entrepreneurs sont souvent réticents à collaborer avec les services étatiques et réservent généralement un meilleur acceuil aux institutions privées. Il est donc plus facile pour ces dernières d'approcher les entreprises. A l'égard d'IPT, il existe un préjugé favorable grâce aux fondateurs de la Fondation, lesquels étaient des entrepreneurs. De plus, il faut relever que l'AI souffre depuis longtemps d'un déficit d'image.» Für Hans SCHMIDT von REHAFIRST liegt der Vorteil der privaten Integrationsunternehmen in ihrem grösseren Handlungsspielraum. Die IV sei durch die Gesetzgebung stark eingeschränkt, während die privaten Organisationen zusammen mit den Arbeitgebern auch ungewöhnliche, innovative Lösungen umsetzen könnten.

Die IV betrachtete private Institutionen lange als Konkurrenten: So berichtete Christine THÉODOLOZ-WALKER von IPT über eine verantwortliche Person: «… utilisait IPT comme moyen de pression sur les offices AI pour ce qui touchait au placement, rendant ainsi quasi impossible le développement de synergies entre le privé et l'ai; heureusement, aujourd'hui les choses ont changés.» Erst in den letzten Jahren werden Institutionen wie IPT oder Rehafirst nun vermehrt als Partner gesehen, von denen die IV profitieren kann. «L'OFAS exige actuellement que cesse la concurrence ‹négative› entre l'assurance invalidité et le privé. Pour favoriser la collaboration, l'OFAS a mis CHF 3 mios à disposition des offices cantonaux AI dans le but que ceux-ci confient des mandats aux institutions privées», betont Christine THÉODOLOZ-WALKER. Allerdings plädiert Hans MANGOLD vom Institut für Angewandtes Sozialrecht (IAS) dafür, dass die IV weiterhin ihren Eingliederungsauftrag wahrnehmen und nicht gänzlich auslagern soll:

Intégration pour tous (IPT)

INTÉGRATION POUR TOUS (IPT) ist eine Stiftung, die 1971 von privaten Unternehmen mit dem Zweck gegründet wurde, die Reintegration in den Arbeitsmarkt zu erleichtern. Ursprünglich auf die Romandie beschränkt, ist sie heute auch im Tessin und in der Deutschschweiz aktiv und verfügt über ein Netzwerk von rund 7000 Partnerunternehmen. Finanziert wird die Stiftung durch Aufträge des Bundesamts für Sozialversicherungen (BSV), des Staatssekretariats für Wirtschaft (SECO), von Kantonen und Gemeinden sowie durch Beiträge des Club d'Entreprises.

Ausgangspunkt für die Etablierung der Stiftung bildete die Feststellung der Gründerunternehmer, dass der damals in der Arbeitsvermittlung übliche problemzentrierte Zugang durch eine ressourcenorientierte Sichtweise ersetzt werden müsste. Die Anstellung einer Person sollte nicht mehr länger ein Wohltätigkeitsakt von Seiten der Unternehmen sein, sondern ein Geschäft, von dem sowohl das Unternehmen als auch der Betroffene profitieren würden. «Jusqu'alors, la réintegration était conçue avant tout comme un acte de solidarité sociale. L'assurance invalidité mettait en pratique quasi exclusivement une politique d'assistance, difficilement compatible avec les attentes et les impératifs des entreprises», kommentiert Christine THEODOLOZ-WALKER, Direktorin von IPT. «IPT décidait donc de présenter aux entreprises non pas un problème, mais des ressources. C'est cette approche entrepreneuriale qui caractérise IPT.» IPT bietet deshalb eine Wiedereingliederung an, die sich für das Unternehmen auf der ganzen Linie lohnt: IPT übernimmt die Rekrutierung sowie die Betreuung der Kandidaten, wodurch das Unternehmen Zeit und Geld spart. Auch die Risiken werden gering gehalten: Die Stiftung offeriert den Unternehmen Probezeiten und engagiert sich auch als Temporärvermittlungsagentur, d.h., sie agiert als Arbeitgeberin des Vermittelten und übernimmt damit alle finanziellen Risiken.

Dieser unternehmerische Ansatz zeitigt Erfolg: Trotz schwieriger Klientel – die meisten sind zwischen 40 und 50 Jahre alte Langzeitarbeitslose ohne Ausbildung – konnten 2006 39,5 Prozent der insgesamt 2080 Dossiers mit einer unbefristeten festen Anstellung abgeschlossen werden. In weniger als 10 Prozent der Fälle wurde eine wirkliche Arbeitsunfähigkeit festgestellt. Als Basis für den Erfolg von IPT bezeichnet Christine THEODOLOZ-WALKER zwei Dinge: «Pour sortir de l'assistanat, il faut que la personne reprenne sa résponsabilité individuelle; c'est la base de toute intervention.» Daneben ist aber auch eine umfassende Situationsanalyse ausschlaggebend: «Tandis que l'assurance invalidité se focalise uniquement sur la perspective professionnelle, IPT utilise une approche globale qui tient également compte des aspects personnels, professionnels, financiers et sanitaires» (Expertengespräch mit Christine THÉODOLOZ-WALKER, Generaldirektorin IPT).

«Die Wiedereingliederung ist zwar ein lukrativer Markt, doch die schwer Vermittelbaren, v. a. psychisch Behinderte, sind zu aufwändig und für die Privaten nicht interessant. (...) Angesichts dessen ist es äusserst fraglich, ob die Entwicklung der Wiedereingliederung zum Geschäft zu begrüssen wäre» (Expertengespräch mit Hans MANGOLD, Institut für Angewandtes Sozialrecht, IAS).

Fazit

Der Vollzug der IV ist entscheidend dafür, ob der Grundsatz «Eingliederung vor Rente» nur ein wohlklingender Slogan bleibt oder tatsächlich zur Umsetzung gelangt. Bei der Gründung der IV wurden aus finanziellen und organisatorischen Überlegungen wichtige Aufgaben an die Organe der AHV delegiert. Bei dieser Wahl wurde jedoch nicht berücksichtigt, dass bei der AHV als Rentenversicherung eine Denkweise vorherrscht, die mit dem Auftrag der IV als Versicherung eines nicht immer klar definierten Risikos eigentlich inkompatibel ist.

Die ständige Knappheit der Personalressourcen der IV erwies sich als zusätzlicher wichtiger Grund für die Tendenz zu einer Berentung, da diese einfacher und schneller durchführbar ist als eine berufliche Eingliederung. Dieses Problem konnte auch mit der Professionalisierung des IV-Vollzugs und der Etablierung der kantonalen IV-Stellen 1995 nicht gelöst werden. Langwierige Verfahren trugen dazu bei, dass sich der Gesundheitszustand und damit die berufliche Integrationsfähigkeit von Antragstellenden entscheidend verschlechterten. Nicht zuletzt haben es die IV bzw. der Gesetzgeber versäumt, Integrationsinstrumente den gewandelten gesellschaftlichen Rahmenbedingungen anzupassen. Zu lange konzentrierten sich diese auf körperlich Behinderte. Die Personalknappheit und die starke Anlehnung an die AHV bewirkten, dass der Vollzug der IV immer mehr in Richtung Rente tendierte und die beruflichen Massnahmen in den Hintergrund traten.

11 /
DIE ROLLE DER JUSTIZ

Der Zuspruch einer Rente setzt immer einen formellen Entscheid in Form einer Verfügung der IV-Stelle voraus. Folglich nimmt die Justiz im ganzen IV-Verfahren eine zentrale Rolle ein, die über die Zeit an Gewicht gewonnen hat. Die zunehmende «Verrechtlichung» des IV-Verfahrens hat im Durchschnitt die Verfahrensdauer in die Länge gezogen und zum Anstieg der Renten beigetragen. Drei Entwicklungen können dafür verantwortlich gemacht werden:

– Wegen der schwierigen Messung der Invalidität sind medizinische Ursachen und insbesondere der Kausalzusammenhang zwischen medizinischer Ursache und wirtschaftlichen Auswirkungen rechtlich schwierig zu beweisen. Als Folge davon stützt sich der formelle Entscheid der IV-Stellen vielfach auf das medizinische Gutachten.
– Das Bundesgericht wendet bei den Versicherungsfällen, bei denen nicht oder nur schwer objektivierbare Gesundheitsbeeinträchtigungen in Frage stehen, nicht den im Sozialversicherungsrecht üblichen Beweisgrad der überwiegenden Wahrscheinlichkeit an. In vielen dieser Fälle wurden bis vor rund 20 Jahren grösstenteils gar keine Leistungen beansprucht. Die Praxis des Bundesgerichts hat somit faktisch zu einer Ausdehnung der Renten beigetragen.
– Rechtsanwälte handeln grundsätzlich im Namen und auf Anweisung ihrer Klienten. Bei Haftpflichtfällen, die zu Invalidität führen, stehen ihnen oft hohe Honorare in Aussicht. Diese Anreize können dazu führen, dass ins-

besondere bei Grenzfällen die Wahrscheinlichkeit auf einen Leistungszuspruch zunimmt.

Heikle Verfügungen der IV-Stellen

Wenig präzise Normen — Grundsätzlich können die Arbeitgeber und die Sozialhilfebehörden niemanden in die IV abschieben. Dazu braucht es immer einen formellen Entscheid – eine sogenannte Verfügung – der IV-Stelle oder gegebenenfalls ein Gerichtsurteil, gestützt auf das Gesetz und seine höchstrichterlich geprägten Auslegungen. Die IV-Stelle ihrerseits sieht sich, wie in den einleitenden Kapiteln festgehalten, mit einem zentralen Problem konfrontiert: Die Messung von Invalidität ist als Konsequenz schwer objektivierbarer Gesundheitsbeeinträchtigungen notwendigerweise mit Fehlern behaftet. Zur Erinnerung: Gemäss Art. 8 Abs. 1 ATSG bedeutet Invalidität, dass eine medizinische Ursache als wirtschaftliche Folge die Erwerbsunfähigkeit, bzw. die Unfähigkeit, in Aufgabenbereichen wie z.B. dem Haushalt tätig zu sein, nach sich zieht. Faktoren wie mangelnde Ausbildung, Sprachschwierigkeiten, persönliche Probleme wie Scheidungsfolgen o.ä. sind somit als Ursachen prinzipiell ausgeschlossen. Die schwierige Messung der Invalidität hat rechtlich zur Folge, dass sowohl die medizinische Ursache als insbesondere auch ihr Kausalzusammenhang mit den wirtschaftlichen Auswirkungen auf die Berufs- und Haushaltstätigkeit meistens nicht unmittelbar zu beweisen sind.

Zwei weitere Gründe erschweren die präzise Feststellung der Erwerbsunfähigkeit. Die vom Bundesgericht gesetzten Normen, die den Leistungsanspruch regeln, sind ausserordentlich knapp, rudimentär und gleichzeitig weit gefasst. Und die IV-Stellen litten, wie bereits dargestellt, unter permanenten personellen Engpässen. Die Folge davon war, dass sich der Entscheid der IV-Stelle seinerseits stark auf die medizinischen Gutachten stützte. Erwin MURER,

Professor für Arbeits- und Sozialversicherungsrecht an der Universität Freiburg, geht davon aus, dass in über 90 Prozent der Fälle die IV-Stellen dem Entscheid der Ärzte folgen (Expertengespräch mit Erwin MURER).

Mangelnde Kommunikation — Eine bessere Kommunikation zwischen Versicherern, Gerichten und Medizin würde zu einer Verminderung des Problems beitragen. Gerichte geben beispielsweise den medizinischen Gutachtern in aller Regel keine Rückmeldung zur Verwendung der Gutachten.

Per 1. Januar 2003 wurde mit Artikel 42 ATSG das bisher in der IV praktizierte Anhörungsverfahren durch das sogenannte Einspracheverfahren abgelöst, das für den gesamten Sozialversicherungsbereich eingeführt wurde. Das Anhörungsverfahren ermöglichte es den Versicherten, sich gegenüber der Verwaltung völlig formlos zu äussern, falls sie mit einer Verfügung nicht einverstanden waren. Dieses bürgernahe Verfahren ermöglichte den direkten Kontakt zwischen den Versicherten und den zuständigen IV-Mitarbeitenden (GAMPER 2003).

Im Gegensatz zur Idee einer besseren Kommunikation der Beteiligten wurde mit der Einführung der Einsprache das Verfahren auf eine streng juristische Ebene gehoben. Dies entfernte die Verwaltung vom Bürger und machte die Anstellung von Juristen unumgänglich. Es kann vermutet werden, dass mit der Einführung des Einspracheverfahrens eine Verlagerung stattgefunden hat (SOZIALE SICHERHEIT 2004). Anstelle der Versicherungsgerichte (bzw. der AHV-/IV-Rekurskommission für Personen im Ausland) ist nun die IV-Stelle selbst mit den tatsächlichen und rechtlichen Einwänden der Versicherten konfrontiert, wodurch der Blickwinkel und der Handlungsspielraum der beteiligten Parteien eingeengt worden ist.

Möglicherweise haben die IV-Stellen im Hinblick auf drohende rechtliche Einsprachen und den damit verbundenen Aufwand (vor dem Hintergrund der schon erwähnten personellen Engpässe) einen Anreiz, den formellen Entscheid tendenziell zugunsten der Betroffenen zu fällen, zumal auch die Konsequenzen für die IV-Stelle sehr gering sind. Somit zwingt das Einspracheverfahren die IV-Stellen zwar zu einer sorgfältigen Beurteilung, bewirkt jedoch auch, dass in Zweifelsfällen das Pendel eher in Richtung grosszügiger Berentung ausschlägt.

Folgenreiche Rechtsprechung des Bundesgerichts

Die Rolle des Bundesgerichts bzw. bis 2007 des Eidgenössischen Versicherungsgerichts ist wegen der Rechtsgrundlagen der IV besonders gross. Die Verwaltung muss sich – wie die kantonalen Versicherungsgerichte auch – bis ins Detail an die Vorgaben des Bundesgerichts halten. Das trifft ganz besonders im Sozialversicherungsrecht (und im Haftpflichtrecht) zu. In erster Linie ist dieser Umstand darauf zurückzuführen, dass sich die Politik darauf beschränkte, technische und finanzielle Aspekte der Versicherung zu behandeln. Die vorgegebenen Beurteilungsmassstäbe rufen daher nach Konkretisierungen, die aber nur das oberste Gericht vornehmen kann. Dies zeigt sich unter anderem bereits in einer Äusserung des Bundesrats im Jahr 1959: «Wir möchten es im übrigen der Praxis überlassen, den Begriff des geistigen Gesundheitsschadens näher zu umschreiben, da auf diese Weise den Besonderheiten des Einzelfalles und dem Fortschreiten der wissenschaftlichen Erkenntnis am besten Rechnung getragen werden kann» (BBl 1959: II 1160).

Schwer feststellbare Kausalzusammenhänge — Ob die Unfallversicherung – und damit vielfach auch die IV – beispielsweise eine Invalidenrente zahlen muss, hängt vom Wort «infolge» ab, heisst es doch in Art. 18 Abs. 1 UVG (BUNDESGESETZ ÜBER DIE UNFALLVERSICHERUNG): «Ist der Versicherte infolge des Unfalls zu mindestens 10 Prozent invalid […], so hat er Anspruch auf eine Invalidenrente.» Während also die Grundsatznormen, die die Leistungsansprüche auslösen, höchst rudimentär sind, werden die Leistungen selber in zahllosen Gesetzes- und Verordnungsartikeln umschrieben. Ein weiteres Beispiel: Ein Versicherter ist Opfer eines leichten Auffahrunfalls geworden und verlangt wegen eines erlittenen so genannten Schleudertraumas drei Monate später eine Rente. Die Ärzte können das medizinische, also ursächliche Element, und insbesondere auch seine Auswirkungen auf die Erwerbsfähigkeit, nicht wirklich belegen, nachdem die unmittelbare, in aller Regel rasch abklingende verstauchungsähnliche Unfallfolge verschwunden ist. Die Verwaltung hat einzig Art. 18 Abs. 1 UVG samt Rechtsprechung zur Verfügung und wendet folglich im Ergebnis das an, was das Bundesgericht in Auslegung des Wortes «infolge» daraus gemacht hat.

Gerade bei medizinischen Ursachen, die ihrerseits bis vor rund 20 Jahren zu einem grossen Teil zu gar keinem Leistungsanspruch führten, hat das Bundesgericht faktisch darauf verzichtet, den im Sozialversicherungsrecht üblichen Beweisgrad der überwiegenden Wahrscheinlichkeit anzuwenden. Begründet wurde dies damit, dass es Krankheiten und Unfallfolgen gebe, die nach derzeitigem Stand des Wissens nicht oder kaum beweisbar seien, sodass die Ärzte mehr oder weniger ausschliesslich auf die Angaben der Patienten selbst abstellen müssten; es wäre jedoch ungerecht, diese Menschen um ihre Rechte zu bringen. Das Gericht hat dann in der Folge mit Hilfe verschiedener, teilweise auf einzelne Krankheitsgruppen wie somatoforme Schmerzstörungen, Schleudertrauma-Folgen, Fibromyalgie usw. zugeschnittene, den direkten Beweis ersetzende Konstruktionen versucht, dieser Grundproblematik Herr zu werden.

Ausserdem hat das Gericht die Kausalentscheide teilweise «individualisiert», was sich am bekannten Schleudertrauma-Entscheid SALANITRI zeigen lässt (BGE 117 V 363 Erw. 5d/aa). Bis zu diesem Entscheid im Jahr 1991 erklärte es, ein genügender Kausalzusammenhang zwischen dem Aufprall mit Schleudertrauma und der darauf folgenden Invalidität liege im Einzelfall nur vor, wenn auch der «Durchschnittsversicherte» gesundheitlich so negativ reagieren würde wie der zu beurteilende konkret Betroffene. Im Salanitri-Entscheid hat es dann aber erklärt, auch der «vorgeschwächte» Versicherte verdiene Versicherungsschutz, denn was beim einen Opfer keine grossen Folgen habe, müsse für ein anderes nicht gelten.

Setzung von Standards — Entscheidend ist, dass die Praxis des BUNDESGERICHTS zum Schleudertrauma und zu anderen Gesundheitsbeeinträchtigungen in Recht und Medizin zu grossen Unsicherheiten geführt hat. Sie hat den Versicherten und ihren Anwälten, aber auch der Medizin ein weites Aktivitätsfeld geöffnet. Spezialkliniken für Schleudertrauma-Opfer und andere schwer objektivierbare Gesundheitsbeeinträchtigungen sowie spezialisierte Firmen für medizinische Gutachten sind Beispiele dafür. Durch diese Unsicherheiten ist die Aussicht, zu einer Leistung zu kommen, stark gestiegen, gerade weil die Beweisanforderungen nicht mehr so hoch sind und sich die medizinischen Zusammenhänge nicht genau belegen lassen. Folglich besteht meistens eine reelle Chance, dass ein anderes Gericht zu einem unterschiedlichen Schluss gelangt und es sich somit lohnt, das Begehren an die obere Instanz weiterzuziehen. Dieser Umstand ist möglicherweise dafür mitverantwortlich, dass im Jahr 2004 beim Eidgenössischen Versicherungsgericht (heute: Bundesgericht) 2233 Verwaltungsbeschwerden eingingen; davon betrafen 844 allein die IV, während auf die AHV 246 und die restlichen acht Sozialversicherungszweige der Rest entfielen. Der Bundesrat befürchtete, gestützt auf die entsprechenden Zahlen, eine weitere überproportionale Steigerung der Rechtsstreitigkeiten bei der IV und schlug deshalb eine Verfahrensstraffung vor, die dann auch eingeführt wurde (BUNDESRAT 4.5.2005: 4).

Es ist unbestritten, dass es echte Gesundheitsschäden gibt, die nach derzeitigem Wissensstand nicht beweisbar sind. Auch die Individualisierung, die im Haftpflichtrecht längst praktiziert wird, hat ihre Berechtigung (d.h., der Unfallversicherer darf dem Versicherten, der zzt. seines leichten Unfalls gesundheitlich vorgeschwächt war, die Leistungen nicht einfach mit dem Argument verweigern, beim «Durchschnittsversicherten» hätte ein so leichter Unfall auch zu keiner Leistungspflicht geführt). In Wirklichkeit sind aber viele der nicht-objektivierbaren Gesundheitsschäden das Resultat medikalisierter sozialer und familiärer Probleme. Die Versicherten haben die Tendenz, ihre nichtgesundheitlichen Probleme, beispielsweise psychosozialen Schwierigkeiten, zu medikalisieren, damit sie sich nicht blossstellen müssen (MURER 2004). Bereits vor 70 Jahren kam der Unfallmediziner F. ZOLLINGER in der Zeitschrift für Unfallmedizin und Berufskrankheiten zum Schluss: «Aus psychologisch leicht erklärlichen Gründen suchen wir die Ursache eines Geschehens stets zuerst in unserer Umwelt; wir fahnden nach äusseren Gründen und übersehen bewusst oder unbewusst leicht Ursachen in uns selbst» (ZOLLINGER 1936: 1).

Das oberste Sozialversicherungsgericht hat allerdings in einigen Bereichen und in der jüngeren Vergangenheit deutlich restriktiver geurteilt, beispielsweise hinsichtlich seiner Rechtsprechung zu den somatoformen Schmerzstörungen und zur Fibromyalgie. Möglicherweise geht der in den letzten zwei Jahren registrierte Rückgang der Neurenten in erster Linie auf diese neue Rechtsprechung zurück. So ist es vielleicht auch nur eine Frage der Zeit, bis die Schleudertrauma-Rechtsprechung korrigiert wird.

Aktivere Rechtsanwälte

Gesundheitliche Beeinträchtigungen mit einem grossen Interpretationsspielraum, teilweise hohe Versicherungsleistungen und eine sich wandelnde Anspruchshaltung gegenüber dem Sozialstaat haben dazu geführt, dass Versicherte zunehmend ihre Anwälte in das Verfahren involvieren. So berichtet Beat MORELL, Chefarzt der MEDAS in Zürich: «Während wir es vor zwanzig Jahren eher selten mit einem Rechtsanwalt oder einem anderen Versichertenvertreter zu tun hatten, sind heute in über 60 Prozent unserer Begutachtungen Anwälte involviert» (MORELL 2004: 77).

Anwälte als Parteivertreter — Die Rechtsanwälte handeln im Namen und auf Anweisung ihrer Klienten und haben die Aufgabe, für diese das bestmögliche Ergebnis zu erreichen. Der Anwalt ist Parteivertreter, der mit grossem taktischem Geschick versucht, den Anforderungen seines Klienten zu genügen (Soziale Sicherheit 2003a). Dadurch erscheint die Verwaltung nicht als Partner auf dem Weg zu einer korrekten Rechtsanwendung, sondern vielmehr als Gegner, den man auszutricksen versucht.

Gerade in zu Tod und Invalidität führenden Haftpflichtfällen, die oft im Zusammenhang mit Verkehrsunfällen stehen, können die Anwälte hohe, vom Haftpflichtigen zu bezahlende Honorare erreichen, was einen gewichtigen Anreiz zum Handeln im eigenen Interesse generieren kann. Vor allem bei nicht oder kaum objektivierbaren Gesundheitsbeeinträchtigungen mit ihren zahlreichen nicht oder nur schwer fassbaren Faktoren ist der Spielraum anwaltlichen Handelns, z.B. durch das Verlangen immer neuer medizinischer Untersuchungen und Begutachtungen, relativ gross. Dabei liegen die Grenzen des anwaltlichen Tuns im ethischen Verhalten, das in den Standesregeln der Anwälte konkretisiert ist. Zudem sind die Verfahren bei nicht oder kaum objektivierbaren Gesundheitsbeeinträchtigungen besonders lang. Da die Anwälte in den meisten Fällen nach Stunden bezahlt wurden, lohnt es sich, den gesamten Instanzenweg zu durchlaufen. Überdies werden die Anwaltskosten immer häufiger unter dem Titel «Anspruch auf unentgeltlichen Rechtsbeistand» vom Kanton rückerstattet, wenn der Klient bedürftig ist.

Aus der Sicht des Betroffenen stehen in vielen Fällen so hohe Leistungen in Aussicht, dass er – und hinter ihm sein Anwalt – ab dem Moment, da um die Leistung gestritten wird, keinen Grund hat, davon abzuweichen und etwa die berufliche (Wieder-)Eingliederung anzustreben. Eine Eingliederung ist auch mit dem Risiko eines erneuten Beschäftigungsverlustes und damit einer Einkommenseinbusse verbunden, während die Rente ein sicheres Einkommen garantiert. Zudem kann mit der konsequenten Ausschöpfung der rechtlichen

Möglichkeiten ein Entscheid der IV-Stelle strategisch verzögert werden, sodass eine Eingliederung erschwert, wenn nicht gar verunmöglicht wird, und sich dadurch die Wahrscheinlichkeit einer Rente grundlegend verbessert.

Kostenlose Verfahren — So ist es auch nicht erstaunlich, dass bei der IV, verglichen mit den anderen Sozialversicherungszweigen, überdurchschnittlich viele abgelehnte Entscheide den gesamten Instanzenweg durchlaufen. Diese Entwicklung wird dadurch begünstigt, dass das Rechtsmittelverfahren im Sozialversicherungsbereich auf kantonaler Ebene gänzlich und auf Bundesebene bezüglich sozialversicherungsrechtlicher Leistungen lange Zeit kostenlos gewesen ist. Seit dem 1. Juli 2006 sind die Verfahren nun kostenpflichtig. Die Erfahrung wird zeigen, ob diese Massnahme greift.

Fazit

Gerade bei schwierig feststellbaren Gesundheitsbeeinträchtigungen kann nie ausgeschlossen werden, dass auch nichtbehinderte Menschen eine IV-Rente zugesprochen bekommen. Schuldzuweisungen sind allerdings heikel, sind doch solche Urteile nicht nur eine Folge der finanziellen Anreize, sondern auch die Konsequenz der rechtlichen Ausgestaltung der IV beziehungsweise der Rechtspraxis des Bundesgerichts. Selbst wenn im Endeffekt immer der Rechtsanwender – also die IV-Stelle – die Verantwortung trägt, wirken alle Akteure – die IV-Stelle, das Bundesgericht, die Rechtsanwälte, die Ärzte und die Betroffenen – zusammen. Gerade das Zusammenspiel der verschiedenen Akteure, die unter zum Teil grossen Informationslücken (nicht immer bewusste) Entscheide fällen, macht die IV anfällig für Rechtsstreitigkeiten mit unsicherem Ausgang.

12 /
DIE POSITIONEN VON ALV UND SOZIALHILFE

Das System der sozialen Sicherung gliedert sich in der Schweiz in Teilbereiche mit unterschiedlichen Zielsetzungen, Prozessen, Zuständigkeiten und Finanzierungsquellen. Von besonderer Relevanz für einen möglicherweise von Invalidität Betroffenen und eine schnelle soziale und berufliche Wiedereingliederung sind dabei die ALV (bzw. die Regionalen Arbeitsvermittlungszentren, RAV), die IV und die Sozialhilfe. Die Segmentierung dieser Institutionen führt zu Schnittstellenproblemen und Doppelspurigkeiten, die letztlich primär zum Nachteil der Betroffenen gereichen. Obwohl rechtlich die Zuständigkeit der einzelnen Institutionen eindeutig definiert ist, ergeben sich in der Praxis Zuordnungsschwierigkeiten und Anreize, Arbeitslose und Sozialhilfebezüger in die IV zu überführen. Ein wesentlicher Faktor ist hierbei die Finanzierung. Diese erfolgt über ganz unterschiedliche Kanäle. So sind etwa für die Finanzierung der Sozialhilfe die Gemeinden und Kantone zuständig. Die Invalidenversicherung wird hingegen hauptsächlich durch den Bund und die Beiträge der Versicherten und der Arbeitgeber alimentiert. Insbesondere Gemeinden sind aus finanziellen Überlegungen daran interessiert, Sozialhilfeempfänger in die IV zu überweisen. Ähnliche Anreize bestehen zwischen der ALV und der IV. Der Grund ist dort in einer Bilanzverbesserung der eigenen Institution zu suchen.

- Mangelnde Koordination und unterschiedliche Funktionsprinzipien von ALV, Sozialhilfe und IV zu Schnittstellenproblemen und Ineffizienzen waren mitverantwortlich für die Kostenentwicklung der IV.
- Innerhalb der Arbeitslosenversicherung und der Sozialhilfe besteht ein finanzieller Anreiz, dass ihren Klienten eine Invalidenrente zugesprochen wird.
- Historisch gewachsene Zuständigkeiten trugen zu den Ineffizienzen bei.

Unterschiedliche Aufgaben, gleiche Zielgruppen

Die Arbeitslosenversicherung, die Sozialhilfe und die Invalidenversicherung beschäftigen sich zwar zum Teil mit denselben Personen, jedoch aus sehr unterschiedlichen Perspektiven und mit sehr unterschiedlichen gesetzlichen Regelungen. Daraus ergeben sich Schnittstellenprobleme und Doppelspurigkeiten, die nicht nur zu Ineffizienzen führen, sondern auch zur Folge haben können, dass Personen so lange zwischen den Systemen hin und her geschoben werden, bis sie tatsächlich zu IV-Fällen werden. Alle drei Institutionen haben jedoch mehr oder weniger explizit ein gleiches Ziel, nämlich die finanzielle Unterstützung und Wiedereingliederung von Menschen, denen aus unterschiedlichen Gründen eine Weiterführung ihrer bisherigen Lebenshaltung nicht möglich wäre oder denen eine finanzielle Notlage drohte.

Drei Systeme – drei Welten — Arbeitslosenversicherung, Sozialhilfe und Invalidenversicherung funktionieren nach sehr unterschiedlichen Prinzipien. Das Schema auf Seite 131 hält die wichtigsten Unterschiede fest. Die Arbeitslosenversicherung deckt die finanziellen Risiken einer Arbeitslosigkeit über einen gewissen Zeitraum ab. Neben der Absicherung dieses Risikos ist es das Ziel, Arbeitslosigkeit zu verhüten und zu verkürzen. Somit wendet sie sich relativ kurzfristig an vermittlungsfähige Personen, die aus wirtschaftlichen Gründen keine Einkünfte haben. Sie fokussiert sich – intrasystemisch

Schema 3 Schematischer Überblick über ALV, Sozialhilfe und IV

	ALV	SOZIALHILFE	IV
GEWÄHRLEISTUNGS-PRINZIP	VERSICHERUNG BEI EINTRETEN EINES RISIKOS	DECKUNG DES EXISTENZMINIMUMS	VERSICHERUNG BEI EINTRETEN EINES RISIKOS
REAKTIONSZEIT	KURZ	KURZ	LANG
ZUSTÄNDIGKEIT	BUND UND KANTONE	GEMEINDEN UND KANTONE	BUND
ZIELGRUPPE	ARBEITSLOSE	PERSONEN IN WIRTSCHAFTLICHER NOTLAGE	PERSONEN MIT VERMINDERTER ERWERBSFÄHIGKEIT AUFGRUND LANGFRISTIGER GESUNDHEITLICHER PROBLEME
FINANZIERUNG 2005 (TATSÄCHLICH GELEISTETE FINANZIERUNG)	LOHNABZÜGE: 89,8% BUND: 7,1% KANTONE: 2,4% ÜBRIGE: 0,7% (QUELLE: BFS)	GEMEINDEN UND KANTONE (AUFTEILUNG JE NACH KANTONSGESETZ UNTERSCHIEDLICH)	LOHNABZÜGE: 39,4% BUND: 44,4% KANTONE: 13,1% GEMEINDEN: 1,7% ÜBRIGE: 1,4% (QUELLE: BFS)

korrekt – auf «gute» Risiken, d.h. auf Personen, die in der Regel schnell wiedereingliederbar sind.

Auch bei der IV soll die Reintegration in den Arbeitsmarkt an oberster Stelle stehen. Die IV ist jedoch für Menschen verantwortlich, deren Leistungsfähigkeit infolge eines Gesundheitsschadens dauerhaft vermindert oder verunmöglicht ist. Aufgrund des aufwändigen Abklärungsverfahrens ist die Reaktionszeit relativ lang.

Für die Sozialhilfe schliesslich ist der Grund, weshalb jemand nicht selbst für seinen Lebensunterhalt aufkommen kann, irrelevant. Die Sozialhilfe ist das letzte Netz der sozialen Sicherheit, das dann einspringt, wenn alle anderen Institutionen nicht zuständig sind oder wenn deren Leistungen nicht für ein existenzsicherndes Einkommen ausreichen.

Während die Arbeitslosenversicherung und die Invalidenversicherung im Wesentlichen «Versicherungen» sind, deren Leistungen beim Eintritt des versicherten Risikos ausbezahlt werden müssen, wird die Sozialhilfe bedarfsorientiert ausgerichtet. Sie kommt subsidiär zum Einsatz. Sie ist für jene verantwortlich, die von der ALV ausgesteuert sind, auf einen IV-Entscheid warten oder sich aus anderen Gründen in finanziellen Schwierigkeiten befinden. Durch die stark steigenden Fallzahlen verstärkte in den letzten Jahren auch die Sozialhilfe ihre Wiedereingliederungsbemühungen und -anreize.

Diese drei Systeme würden sich grundsätzlich gut ergänzen und könnten auch relativ reibungslos miteinander funktionieren, wenn die Zuteilung der Fälle immer eindeutig ausfallen würde. Dies ist aber immer weniger der Fall. Häufig ist Arbeitslosigkeit mit gesundheitlichen Problemen verbunden oder stellensuchende, gesundheitlich angeschlagene Menschen sind zwar im Sinne der ALV nicht vermittlungsfähig, bei der IV aber aufgrund einer zu grossen Resterwerbsfähigkeit nicht rentenberechtigt. Da sich aufgrund ihrer jeweiligen Einschätzung weder ALV noch IV zuständig fühlen, bewegt sich der Betroffene in einer Grauzone. Schliesslich kommt nur noch die Sozialhilfe in Frage. Solche Situationen können nur eintreffen, wenn «Massnahmen (…) aus der Logik und Perspektive des einzelnen Sicherungssystems (…) ohne Rücksicht auf die gesamtgesellschaftlichen Auswirkungen» ergriffen werden (VSAA/SKOS/IVSK 2004: 4).

Historisch gewachsene Zuständigkeiten — Die verschiedenen Systeme der sozialen Sicherheit sind allmählich und auf pragmatische Weise zur Absicherung eines ausgewählten Bezügerkreises gegen bestimmte Risiken entwickelt worden. Die Gründerväter der IV waren sich im Klaren darüber, dass bei der Etablierung der IV auf bestehende Strukturen Rücksicht genommen werden musste: «In der Schweiz bestehen im Rahmen der Sozialversicherung zurzeit die Alters- und Hinterlassenen-, die Kranken, die Unfall- und die Arbeitslosenversicherung. Es versteht sich von selbst, dass die IV mit diesen Zweigen der Sozialversicherung koordiniert werden muss» (EIDGENÖSSISCHE EXPERTENKOMMISSION 1956: 32).

Hinsichtlich der Schnittstellen zur Arbeitslosenversicherung hält die Botschaft zur IV von 1958 nur wenig fest; es gab damals noch kein Obligatorium der ALV. Durch das vorherrschende Bild eines Invaliden mit körperlichen Behinderungen schien eine Zuteilung zu den Versicherungen problemlos möglich. Lediglich das vage Konzept eines ausgeglichenen Arbeitsmarktes wurde eingeführt, um zu vermeiden, dass die IV für die Konsequenzen konjunktureller Schwankungen aufkommen sollte: «In Zeiten wirtschaftlicher Depression wird ein Invalider häufig mehr Mühe haben, eine Stelle zu finden, als ein voll Erwerbsfähiger. Die Invalidenversicherung würde jedoch Aufgaben der Arbeitslosenversicherung übernehmen, wenn sie diesem Umstand besonders Rechnung trüge. Wir sehen deshalb vor, dass bei der Invaliditätsbemessung auf eine ausgeglichene Arbeitsmarktlage abzustellen ist» (BUNDESRAT 1958: 1197).

Das Verhältnis zur Sozialhilfe oder Fürsorge, wie sie damals genannt wurde, wurde dagegen nicht vertieft untersucht. Dafür lassen sich zwei Gründe anführen: Einerseits sollte die IV die Leistungen, die die Fürsorge bis dahin für die Behinderten erbracht hatte, ersetzen. Zudem stellte die Fürsorge bei der Einrichtung der IV und bis in die 1990er-Jahre hinein nur eine marginale Säule der sozialen Sicherheit dar. Aufgrund des veränderten gesellschaftlichen und wirtschaftlichen Umfelds muss die Sozialhilfe heute aber eine Rolle einnehmen, wie man sie sich bei der Gründung der IV nicht vorgestellt hat. Anhand der Ausgaben der Sozialhilfe lässt sich diese Veränderung gut aufzeigen: Wurden 1960 207,3 Millionen Franken von den Kantonen und Gemeinden für die Fürsorge aufgewendet, waren es 2003 zehnmal so viel, nämlich 2,7 Milliarden Franken. Mit der Zunahme von Sozialhilfefällen rückte auch hier der Fokus zunehmend auf eine soziale Integration.

Folgenschwere Schnittstellenprobleme — Der Mangel an Koordination wird für die Betroffenen zum Problem, das sich durch eine nicht immer klar eruierbare Ursache der Erwerbsunfähigkeit noch verschärft. Obwohl die rechtliche Zuständigkeit theoretisch eindeutig ist, ist die Umsetzung in der Praxis weitaus schwieriger. Die Folge ist, dass die schwierigen Fälle zwischen den verschiedenen Sozialwerken hin und her geschoben werden: «Der ‹Hürdenlauf› zwischen den Schaltern der Arbeitsvermittlungsstelle, der IV-Stelle und der Sozialdienste ist bisweilen lang und zermürbend» (SOZIALE SICHERHEIT 1999: 228). Aufgrund dieses «Drehtüreneffekts» zieht sich das Verfahren in die Länge, was dazu führt, dass sich die Probleme der Klienten festfahren oder sich sogar verschlimmern. Insbesondere wächst die Distanz zum Erwerbsleben: Für eine Berufsausübung notwendiges Wissen geht verloren, neue Fähigkeiten werden nicht erworben. Nicht zuletzt können sich der «Hürdenlauf» und die damit verbundenen frustrierenden Erlebnisse auch negativ auf die Psyche auswirken und somit zu einem Rückzug aus dem Erwerbsleben führen.

Das mangelnde Zusammenspiel der Sozialversicherungsträger und Sozialdienste kann also dazu führen, dass eine Wiedereingliederung scheitert und nur noch der Weg in die IV-Rente oder, bei einem negativen Rentenentscheid, in die Sozialhilfe übrig bleibt. Die Folge ist, dass die Zahl der Rentenbezüger und Sozialhilfeempfänger zunimmt.

Um dies zu verhindern, müssten die Sozialwerke ihre Dienste und deren Vernetzung verbessern: «Um den Betroffenen (…) die bestmöglichen Möglichkeiten zur sozialen und beruflichen Wiedereingliederung zu bieten, müsste zudem die Leistungsfähigkeit der IV-Stelle in Bezug auf die Arbeitsvermittlung gesteigert werden und ebenso die Motivation der RAV, sich um Personen zu kümmern, deren Vermittlung schwierig ist» (SOZIALE SICHERHEIT 1999: 234). Mit anderen Worten müsste die Arbeitsvermittlung an die erste Stelle gesetzt werden, statt zuerst die Zuständigkeit der Institution zu prüfen. Dadurch könnten wertvolle Monate oder sogar Jahre gespart werden, bis die «richtigen» Massnahmen für die Betroffenen eingeleitet werden.

Vorsichtige Koordinationsmassnahmen

Angesichts steigender Sozialkosten setzte sich Ende der 1990er-Jahre bei den Akteuren das Bewusstsein durch, dass solche Schnittstellenprobleme nicht mehr tragbar sind. 2001 wurde auf Empfehlung der Konferenz der Kantonalen Sozialdirektoren (SODK) und der Konferenz Kantonaler Volkswirtschaftsdirektoren (VDK) das Projekt «Interinstitutionelle Zusammenarbeit (IIZ)» initiiert. Indem Zielsetzungen, Vorgehen und Instrumente der verschiedenen Akteure abgestimmt werden, sollte die Gesamtwirkung des Systems der sozialen Sicherheit verbessert werden.

Suche nach den Ursachen — Zwischen der IV, der ALV und der Sozialhilfe existieren immer noch zahlreiche Schnittstellenprobleme. Im Handbuch zur interinstitutionellen Zusammenarbeit (IIZ 2004: 13f) wurden die verschiedenen Ursachen für solche Ineffizienzen erstmals systematisch erfasst:

Nach wie vor fehlen kollektive, gründliche Abklärungsmassnahmen für die gemeinsamen Klienten. Oft werden gesundheitliche Schädigungen durch die ALV oder Sozialhilfe zu spät erkannt oder Betroffene wollen diese nicht wahrhaben. So vergeht viel Zeit zwischen dem Erstkontakt beim RAV und einer IV-Anmeldung. Zeitliche Verzögerungen bis zum Einleiten der richtigen Massnahmen sind die Folge. Die Eingliederungsfähigkeit wird dadurch negativ beeinflusst. Im Extremfall wird eine Wiedereingliederung unmöglich. Negativ wirkt sich auch das lange Prüfverfahren des Leistungsanspruchs bis zum IV-Entscheid aus: Wegen rechtlicher Einsprachen kann dies mehrere Jahre dauern. Werden Klienten währenddessen ausgesteuert, findet keine adäquate Betreuung statt. Ähnlich verhält es sich auch bei ablehnenden IV-Entscheiden.

Eine mangelnde Koordination besteht auch im Bereich der beruflichen (IV) und der arbeitsmarktlichen Massnahmen (ALV). «Die IV-Berufsberatung beispielsweise erfährt in der Regel erst im Erstgespräch von den Klienten selbst, wenn sie sich in einer arbeitsmarktlichen Massnahme befinden oder daran teilgenommen haben» (IIZ 2004: 15).

Neben diesen im IIZ benannten Abstimmungsproblemen ergeben sich bei mangelnder Kooperation weitere Nachteile: Beide Institutionen bearbeiten den gleichen «Markt» und haben die dafür notwendigen Strukturen mit eigenen Mitarbeitern aufgebaut. Dadurch konkurrenzieren sich beide Institutionen bezüglich der Kontakte zu den Arbeitgebern, was sich negativ auf die Kooperationsbereitschaft der Arbeitgeber auswirken kann. Bei einer etwaigen Zusammenarbeit kann es dann sogar zu einem Konkurrenzverhältnis kommen. Dass das Eigeninteresse der Institutionen in diesem Zusammenhang durchaus eine Rolle spielt, wird durch die Untersuchung des BÜROS FÜR SOZIALWIRTSCHAFTLICHE BERATUNG in seiner Expertenbefragung bestätigt: «Der Wunsch, Aufgaben und damit Arbeitsplätze zu sichern, mache eine etwaige neue Arbeitsteilung schwierig. Das gelte für Mitarbeitende und Vorgesetzte gleichermassen» (BAUER 2003: 116).

Problematisch bei der Zusammenarbeit aller Institutionen ist die gegenseitige Unkenntnis der Abläufe und Mechanismen. Die fehlende Transparenz vieler Entscheidungen einzelner Institutionen verstärkt diesen Effekt. Laut dem Handbuch der interinstitutionellen Zusammenarbeit trifft dies im Besonderen für die Schnittstelle IV und Sozialhilfe zu. «Unsere Gespräche haben gezeigt, dass die Sozialhilfe oftmals die Voraussetzungen für die IV-Leistungen nicht kennt und versucht, alle Personen, die langfristig nicht integrierbar sind, bei der IV anzumelden» (IIZ 2004: 16). Als Konsequenz befürchtet die IV, dass die Sozialhilfe auf Kosten der IV ihr Budget entlasten will.

Letztlich erschweren rechtliche Barrieren, insbesondere auch Vorschriften zum Datenschutz bzw. mangelnde Grundlagen für den Datenaustausch (NZZ 2007b), die Kooperation. Ist der Datenaustausch untersagt oder erschwert, ist eine umfassende, effiziente Betreuung für einen gemeinsamen Kunden nur begrenzt möglich.

Erste eingeleitete Massnahmen — Ein erster Schritt in die Richtung einer verbesserten Gesamtwirkung des Systems der sozialen Sicherheit wurde 2003 mit einer grundlegenden Reform des Allgemeinen Teils des Sozialversicherungsrechts (ATSG) getan: Damit wurde nach einigen Pilotprojekten in den Kantonen erstmals eine gemeinsame, verbindliche Basis für alle Sozialversicherungen geschaffen. Ein zweiter Schritt erfolgte kurz darauf im Rahmen der 4. IVG-Revision 2004, als die Zusammenarbeit zwischen den IV-Stellen, den Durchführungsorganen der ALV und der Sozialhilfe neu geregelt und erleichtert wurde. Zudem wurde eine bundesgesetzliche Grundlage für den verbesserten Datenaustausch zwischen den Sozialversicherungen geschaffen. Mit der 5. IV-Revision arbeiten diese Organe schon in der Phase der Früherfassung zusammen.

Die interinstitutionelle Zusammenarbeit soll den dazu benötigten ganzheitlichen Ansatz entwickeln und umsetzen. Vor kurzem lancierten die Schweizerische Konferenz für Sozialhilfe (SKOS), der Verband Schweizerischer Arbeitsämter (VSAA) und die IV-Stellen-Konferenz (IVSK) ein Pilotprojekt, das die Etablierung von medizinisch-arbeitsmarktrechtlichen Assessment-Centern (MAMAC) prüfen sollte. Die Rolle dieser Abklärungszentren besteht darin, nicht nur die medizinische, sondern auch die soziale und arbeitsmarktrechtliche Beurteilung für alle Beteiligten verbindlich vorzunehmen. Es soll verhindert werden, dass – wie bis anhin – die Situation aus der jeweils eigenen Systemlogik abgeklärt wird und Beurteilungen bevorzugt werden, die andere Kostenträger in die Pflicht nehmen. In seiner Medienmitteilung vom 4. September 2006 schreibt das BSV: «ILZ-MAMAC führt zu einem eigentlichen Paradigmenwechsel. Während heute zuerst darüber entschieden werden muss, welche Institution für eine Person mit unklarer Problemlage verantwortlich ist, soll künftig zuerst das Problem analysiert, eine Wiedereingliederungsstrategie festgelegt und dann erst entschieden werden, welche der Institutionen diese Strategie im Sinne eines Fallmanagements umsetzen soll.» Solange jedoch weiterhin drei verschiedene Institutionen bestehen, wird es vermutlich schwierig sein, die unterschiedlichen Systemlogiken dem gemeinsamen Ziel, der Reintegration, unterzuordnen. Obwohl die Gründung von MAMAC und ILZ grundsätzlich in die richtige Richtung weisen, wird die Komplexität des Systems der sozialen Sicherheit weiter erhöht – anstatt vereinfacht zu werden.

Tendenz zum Abschieben

Solange die Schnittstellen- und Koordinationsprobleme zwischen den einzelnen Sozialversicherungen noch nicht gelöst sind, haben sowohl die Sozialhilfe als auch die ALV ein Interesse daran, Klienten in die IV abzuschieben. Überwiegen bei der ALV Anreize, die innerhalb der Institution selber begründet liegen, so spielen bei der Sozialhilfe finanzielle Interessen der Akteure eine grössere Rolle. Der Grund ist, dass die drei Systeme aus drei verschiedenen Quellen finanziert werden. Dieses Problem liegt also auch im föderalistischen System der Schweiz begründet. «Die Einrichtungen werden über verschiedene Kanäle finanziert; die Suche nach gemeinsamen Lösungen wird manchmal durch Finanzierungsfragen und Konkurrenzverhältnisse behindert» (Soziale Sicherheit 1999: 233).

Sozialhilfe – IV: Unterschiedliche Finanzquellen — Die Finanzierung der Sozialhilfe und der IV unterscheidet sich deutlich. Dadurch entstehen für alle Staatsebenen Anreize, durch die «Abschiebung» von Betroffenen von einer Institution in eine andere Kosten zu sparen. Zusammen mit der schlechten Finanzlage auf Bundes-, Kantons- und Gemeindeebene und dem damit einhergehenden Spardruck ist dieser Aspekt nicht unbedeutend.

Die Kantone sind für die Sozialhilfe zuständig und legen dazu Richtlinien in ihren kantonalen Sozialhilfegesetzen fest. Diese Richtlinien definieren auch die Aufteilung der Finanzierung zwischen dem Kanton und den Gemeinden. Diese variiert von einer hundertprozentigen Kostenübernahme im Kanton Tessin bis zur vollständigen Finanzierung durch die Gemeinden in den Kantonen Aargau, Appenzell Ausserrhoden, Basel-Landschaft, Basel-Stadt, St. Gallen, Solothurn und Schwyz. In den übrigen Kantonen werden die Kosten zwischen diesen beiden Staatsebenen aufgeteilt (BFS 2005: 243/249). Die IV wird hingegen zu etwa 40 Prozent aus Arbeitnehmer- und Arbeitgeberbeiträgen bezahlt, während der Rest durch Bund und Kantone finanziert wird. Die Kantone tragen je nach Finanzkraft zwischen 10 und höchstens 35 Prozent der Kosten der IV in ihrem Kanton. Mit der Einführung des NFA werden die Gemeinden ganz von der Rentenfinanzierung in der IV entlastet, übernehmen aber dafür die IV-Infrastrukturkosten ganz.

Untersucht man die Kostenfolgen des Wechsels eines Sozialhilfebezügers in die IV, müssen auch die Ergänzungsleistungen (EL) zur IV einberechnet werden.

Diese werden ausbezahlt, wenn die Renten der IV und BV für ein existenzsicherndes Einkommen nicht ausreichen. Je nach Finanzkraft übernehmen die Kantone zwischen 65 und 90 Prozent der Ausgaben der EL, der Rest wird vom Bund übernommen. Im Rahmen des neuen Finanzausgleichs wird der Kantonsanteil abnehmen.

Die Gemeinden tragen also nicht zur Finanzierung von IV oder EL bei. Wird einem Sozialhilfebezüger eine IV-Rente zugesprochen, führt dies zu einer Kostenentlastung der Gemeinden. Somit ist auf kommunaler Ebene der Anreiz einer Abschiebung in die IV gegeben. Ein klares Bild ergibt sich auch für den Bund: Im Gegensatz zu den Gemeinden ist der Bund nur an der IV und an den EL finanziell beteiligt, während bei der Sozialhilfe keine Kosten für ihn anfallen.

Für die Kantone ist diese Frage nach den finanziellen Nettoeffekten nicht einfach zu beantworten, da sie sowohl an der Finanzierung der Sozialhilfe als auch an derjenigen von IV und EL beteiligt sind. Eine für alle Kantone geltende Aussage ist jedoch unmöglich, da sowohl die Kostenaufteilung bei der Sozialhilfe zwischen Kanton und Gemeinden interkantonal variiert als auch die Kostenaufteilung von IV und EL zwischen Bund und Kantonen von der jeweiligen Finanzkraft der Kantone abhängt (HOFMÄNNER 2007: 193). Für einzelne Kantone, die die Hauptlast an der Sozialhilfe tragen und aufgrund ihrer (schlechten) Finanzkraft nur einen kleinen Teil der IV- und EL-Kosten übernehmen müssen, ist es jedoch sehr wahrscheinlich, dass eine Abschiebung von Sozialhilfebezügern in die IV von finanziellem Vorteil ist.

Grundsätzlich ist die Sozialhilfe allerdings verpflichtet, vor dem Sprechen von Leistungen allfällige Zahlungsverpflichtungen abzuklären und Leistungsansprüche einzufordern, da sie nach dem Subsidiaritätsprinzip handelt. Ein Beispiel für die konsequente Umsetzung dieses Prinzips war das Projekt «Sterntaler», das vom Fürsorgeamt der Stadt Zürich 1993 durchgeführt wurde. Anfang der 1980er-Jahre verzeichnete die Sozialhilfe eine starke Fallzunahme und einen entsprechenden Kostenanstieg. Das Projekt «Sterntaler» sollte nun zu einem haushälterischen Umgang mit Sozialhilfeleistungen verhelfen. Eine der Strategien war, Ansprüche gegenüber anderen Sozialversicherungen stärker geltend zu machen: Die Zielvorgabe war es, «(…) das Problem- und Kostenbewusstsein derart zu fördern, dass die Ansprüche vollumfänglich und sachgerecht geltend gemacht werden (…)» (Fürsorgeamt der Stadt Zürich 1994: 39). Auf diese – rechtskonforme – Weise war es dem Fürsorgeamt gelungen, eine höhere Zahl von Fällen an andere Sozialversicherungen abzutreten. Die Vermutung, dass die Sozialämter «aus finanziellen Motiven (…) dafür sorgten, dass jemand zum IV-Rentner wird» (Tages-Anzeiger 24.3.1997), greift deshalb zu kurz. Die Klientrentransfers von der Sozialhilfe zur IV können zwar für das Budget der Sozialhilfe tatsächlich eine grosse Erleichterung darstellen, sie sind aber systemkonform. Ebenso systemkonform ist es, dass ein Versicherter nach einem negativen IV-Entscheid sich bei der Sozialhilfe meldet.

ALV – IV: Spardruck auf beiden Seiten — Die ALV wird zum grössten Teil durch Beiträge der Arbeitnehmer und Arbeitgeber finanziert. Klienten auf andere Institutionen abzuwälzen, verbessert die eigene Bilanz. Heute, da sich der Sozialstaat mit steigenden Ausgaben und gleichzeitig mit der Forderung nach mehr Kostenbewusstsein konfrontiert sieht, steigt der Druck auf die Sozialversicherungen, der Öffentlichkeit möglichst attraktive Bilanzen zu präsentieren. Jegliche Massnahmen, die eine Verbesserung der eigenen Bilanz ermöglichen, sind deshalb willkommen.

So können unter Umständen auch Ziel- und Leistungsvereinbarungen für einzelne Bereiche der Sozialversicherungen zu einem erhöhten Abschiebungsdruck führen. Die RAV beispielsweise werden über Wirkungsindikatoren geführt, die hauptsächlich die Geschwindigkeit der Wiedereingliederung berücksichtigen. Die anderen Indikatoren (Nachhaltigkeit, Vermeidung der Langzeitarbeitslosigkeit und der Aussteuerung), die eine gründlichere Abklärung erfordern, erhalten ein viel tieferes Gewicht. Dadurch erhalten komplizierte

Fälle nicht immer die Aufmerksamkeit, die sie benötigen. Kantone, deren RAV die vereinbarten Ziele nicht erreichen, laufen zudem Gefahr, vom Bund enger geführt und kontrolliert zu werden.

Indem nun die Arbeitslosenversicherung die Eingliederungsfähigkeit aufgrund eines Gesundheitsschadens bestreitet, kann sie den Fall auf die IV abwälzen. «Sie hat somit ein ‹intrasystemisches› Moral-Hazard-Interesse an kranken und somit nichtvermittlungsfähigen Arbeitslosen», kommentiert Andreas DUMMERMUTH (Expertengespräch mit Andreas DUMMERMUTH). Sind diese monatelang krank, kann nämlich eine Anmeldung bei der IV-Stelle eingereicht werden. Die IV-Anmeldung von Arbeitslosen hat zwei Auswirkungen: Die ALV ist so lange vorleistungspflichtig, bis die IV-Stelle entschieden hat. Gemäss Art. 27 AVIG erhöht sich zudem der Taggeldanspruch von 400 auf 520 Tage, wenn eine IV-Anmeldung erfolgt ist. Die ALV kann dann aber für den Zeitraum ihrer Vorleistungen auf das Geld der IV zurückgreifen, wenn eine Rente gesprochen wird. Die ALV kann also Leistungen sparen, wenn Versicherten eine IV-Rente gewährt wird, obwohl den Betroffenen durch schnelle Wiedereingliederungsbemühungen der ALV vielleicht eine Rente hätte erspart werden können.

Fazit

Das System der sozialen Sicherheit ist historisch aufgeteilt in unterschiedliche Teile mit differenzierten Zuständigkeiten und Finanzierungen. Neben den unterschiedlichen Entstehungsgeschichten der drei Institutionen liegt ein Problem auch darin, dass das Schweizer System der sozialen Sicherheit nicht final, sondern kausal ausgerichtet ist: Statt alle Betroffenen, die Unterstützung bei der Reintegration benötigen, einer einzigen Institution zuzuweisen, werden sie ursachenspezifisch auf verschiedene Systeme verteilt. Entscheidend für den Aufbau des Systems ist nicht die Funktion, die es erfüllt, sondern die

Art des Problems, die es lösen muss (z.B. gesundheitlich oder wirtschaftlich bedingter Erwerbsausfall). Je nach individueller Situation ist eine andere Institution zuständig, auch wenn das verfolgte Ziel und die möglichen Massnahmen eigentlich sehr ähnlich wären. So ist es zu erklären, dass statt eines integrierten Systems ein Nebeneinander von Institutionen mit unterschiedlichen Verantwortlichkeiten entstand.

Die organisatorische Zersplitterung führt dazu, dass inhaltliche Zielsetzungen und insbesondere das Wohl der Betroffenen gegenüber finanziellen Überlegungen in vielen Fällen in den Hintergrund geraten sind: Um Kosten zu vermeiden, werden Klienten hin und her geschoben. Dies hat nicht nur finanzielle Konsequenzen, sondern ist auch den Reintegrationschancen abträglich. Dabei sollte eigentlich nicht die Finanzierungsfrage im Vordergrund stehen, sondern das Bemühen, die Betroffenen möglichst schnell und effizient wieder einzugliedern. «(…) Unser System tendiert zur ‹bequemsten›, aber letztlich teuersten Lösung: Die Fälle wandern von Auffangbecken zu Auffangbecken – bis ganz am Schluss die IV-Rente zugesprochen wird», beschreibt Andreas DUMMERMUTH die Lage (Expertengespräch mit Andreas DUMMERMUTH). Dadurch, dass jedes System nach seiner eigenen Funktionslogik handelt, ohne die Auswirkungen auf andere Akteure zu berücksichtigen, ist «die Invalidenrente zu einer Auffangleistung (benefit of last resort) geworden» (OECD 2005: 3).

13 /
DAS BSV UND DIE POLITISCHEN ENTSCHEIDUNGSTRÄGER

Der Bund hat im Bereich der IV eine umfassende Aufsichtskompetenz, die im Rahmen der 3. IV-Revision 1995 an das BSV übertragen wurde. Das BSV erhielt den Auftrag, den Vollzug in den IV-Stellen fachlich, administrativ und finanziell zu überwachen, während den Kantonen die Organisation der IV-Stellen übertragen wurde. Die Aufsichtspflicht des BSV beinhaltet unter anderem, die Gesetzmässigkeit der kantonalen IV-Entscheide sicherzustellen und für die Rechtsgleichheit zu sorgen. Weiter hat das BSV die Aufgabe, die Gesetzgebung im Bereich der Invalidenversicherung weiterzuentwickeln. Die schwierige finanzielle Lage der IV, die grosse Varianz der kantonalen Rentenquoten sowie die lange fehlende Reaktion auf die stark wachsende Zahl psychisch behinderter Rentner weisen aber darauf hin, dass das BSV, bzw. der Bund als verantwortliche Instanz, diese Aufgaben nur ungenügend wahrgenommen hat. Diese Situation ist im Wesentlichen auf drei Ursachen zurückzuführen:

– Seitens der Politik bestand während langer Zeit kein Interesse an der IV. Die steigenden Ausgaben wurden zwar wahrgenommen, jedoch als reines Finanzierungsproblem interpretiert, das mit zusätzlichen Ausgaben gelöst werden konnte. Die gesellschaftlichen Veränderungen, die zu einer massiven Steigerung der Rentenquoten führten, wurden kaum zur Kenntnis genommen. Die steigende Anzahl der psychisch Behinderten wurde aus den politischen Debatten nahezu ausgeblendet.

- Zweitens verfügt das BSV über ungenügende Aufsichtsinstrumente. Obwohl in den letzten Jahren eine Verbesserung zu beobachten ist, weist das BSV eine nicht optimale Organisationsstruktur auf und ist dem Spannungsfeld zwischen den Organen des Bundes und der Kantone ausgesetzt. Diese Faktoren wirkten sich negativ auf die Aufsichtspflicht des BSV aus.
- Ausserdem verfolgte das BSV bei der Gestaltung von Gesetzesrevisionen im Bereich der IV eine wenig unternehmerische und innovative, sondern eher eine passive und verwaltende Strategie – ein Verhalten, das durch das politische Desinteresse letztlich mitgetragen wurde. Die Definition der Zugangsberechtigung zur IV wurde oft den Gerichten überlassen, was tendenziell zu einer Ausweitung der Rentenberechtigung beigetragen hat.

Mässiges politisches Interesse

Die IV war während langer Zeit kein Thema, mit dem man sich hätte politisch profilieren können. Eine Auswertung der Tagespresse [Abbildung 13.18] zeigt, wie sich die Anzahl der Nennungen des Wortes «Invalidenversicherung» über die Zeit verändert hat. Bis ins Jahr 2001 war die Anzahl Nennungen ziemlich konstant, sie ist dann stark angestiegen und hat 2004 mit 273 Nennungen einen Höhepunkt erreicht. Gemessen an der Anzahl Nennungen des Wortes «Invalidenversicherung», scheint die Schweizer Bevölkerung seit 2001 vermehrt auf die Probleme in der IV aufmerksam geworden zu sein. Die politische Attraktivität dieses Themas ist deutlich gestiegen. Die SVP machte 2003 die IV zu einem zentralen Thema ihrer Wahlkampagne und brachte dadurch die politische Debatte endgültig ins Rollen.

Andere Sozialwerke im Fokus — Vor dieser Trendwende zeigte die Politik wenig Interesse an der IV. Neben der AHV hatten andere grosse Projekte der sozialen Sicherung während der letzten Jahrzehnte die politische Agenda dominiert: das Obligatorium der Pensionskassen, die Schaffung der obligatorischen Krankenversicherung, die Arbeitslosenversicherung und die Mutterschaftsversicherung. Die steigenden Ausgaben in der IV wurden zwar wahrgenommen, zunächst jedoch als reines Finanzierungsproblem interpretiert, das mit zusätzlichen Ausgaben gelöst werden konnte und sollte.

Ganz allgemein war der Sozialstaat bis in die 1990er-Jahre kein umstrittenes Thema in der Öffentlichkeit, sodass eine differenzierte Auseinandersetzung mit der IV und den Grenzen des Sozialstaates im Allgemeinen wenig dringlich war. Solange die wirtschaftlichen Bedingungen gut und die nötigen Gelder vorhanden waren, gab es wenig Widerstand gegen einen Ausbau des Sozialstaats. Die Revisionen der IV konzentrierten sich entsprechend bis Ende der 1990er-Jahre auf den Leistungsausbau und die Verbesserung der organisatorischen Funktionsweise der IV. Die erste Revision der IV erweiterte 1968 die beruflichen Eingliederungsmassnahmen und öffnete die IV für geistig Behinderte. Die zweite Revision von 1988 vergrösserte den Hilfsmittelkatalog, führte die Viertelsrente ein und beschleunigte das Verfahren. In der dritten Revision 1995 wurden primär die kantonalen IV-Stellen geschaffen.

Festhalten am alten Bild der Behinderten — Bis in die jüngste Vergangenheit orientierten sich die politischen Akteure in der Invalidenpolitik vornehmlich am Bild des lebenslang körperlich Behinderten, wie es bei der Errichtung der IV 1960 dominiert hatte. Die steigende Rentenquote und die Tatsache, dass ein wachsender Anteil der Behinderten psychische Leiden aufweist, wurden in der politischen Debatte nahezu ausgeblendet und von der Mehrheit der Politiker kaum wahrgenommen.

Das sich wandelnde Invaliditätsverständnis und die Tatsache, dass neue Gruppen von Behinderten rasch wuchsen, wurden ebenso wenig thematisiert wie die allfälligen Konsequenzen daraus für die Versicherung. Entsprechend wurden die Instrumente und die Interventionsweise der Invalidenversicherung nicht an den veränderten Kontext angepasst, und sie konnten ihre Funktion nicht mehr adäquat erfüllen. Erst als sich die wirtschaftliche Lage verschlechterte und sich der umfangreiche Sozialstaat immer schwieriger zu finanzieren war, wurde die Funktionsweise der IV erstmals in Frage gestellt. Zudem wurde die politische Basis, die sich aktiv für die Invalidenversicherung einsetzte, über die Jahre hinweg schmaler. Hatten sich zur Zeit der Einrichtung der IV noch Persönlichkeiten aus dem ganzen Parteienspektrum für die Belange der Behinderten eingesetzt, ging diese breite Verankerung zusehends verloren.

IV als Wahlkampfthema — Die politische Debatte um die IV wurde richtig lanciert, als die SVP die desolate Finanzlage der IV als Wahlkampfthema aufgriff. Indem die SVP unter dem Stichwort «Scheininvalide» den Missbrauch in der IV anprangerte, richtete sie den Blick zwar nicht auf die eigentlichen Probleme dieser Versicherung, zwang aber die Politik zu einem längst fälligen Reflexionsprozess. Erstmals seit der Errichtung der IV 1960 wurden nun grundsätzliche Fragen aufgeworfen, wie jene nach der Definition von Invalidität, nach den Zielgruppen der IV und nach den speziellen Anforderungen neuer Gruppen von Behinderten.

Aufsichtsorgan ohne Wirkung

Bei der Einrichtung der IV hatte man sich, um einen grossen bürokratischen Apparat zu vermeiden, für ein dezentrales Durchführungssystem entschieden, das in die bereits bestehenden Organe der AHV integriert wurde. Dieses Vorgehen war nicht zuletzt die Folge des grossen Zeitdrucks, unter dem die politischen Entscheidungsträger bei der Einrichtung der IV standen. Obwohl ein dezentrales Durchführungssystem der föderalistischen Tradition der Schweiz entspricht, etablierte sich in der Praxis eine komplexe Organisationsstruktur mit starken Kompetenzstreitigkeiten zwischen dem Bund und den Kantonen. Der Bundesrat formulierte die Situation mit folgenden Worten: «Alles in allem ist die heutige Organisation der IV zweifellos kompliziert und die Zersplitterung der Zuständigkeiten unzweckmässig» (BUNDESRAT 1988: 1383). Erst die Schaffung von kantonalen IV-Stellen und die Übertragung der Aufsichtskompetenz an das BSV im Rahmen der 3. IV-Revision 1995 sollten dieses Problem beseitigen und zu einer eigenständigeren Struktur der IV beitragen.

Die Aufsichtspflicht des BSV schliesst die fachliche, die administrative und die finanzielle Überwachung ein und geht über eine Kontrolle des Vollzugs durch die Kantone hinaus. So muss das BSV insbesondere die Rechtsgleichheit für die Versicherten bei unterschiedlicher kantonaler Vollzugsorganisation gewährleisten. Der Bericht der Geschäftsprüfungskommission des Ständerats (GPK-S) von 2005 deutet darauf hin, dass das BSV seine Aufsichtspflicht nur ungenügend wahrgenommen hat: «Bis zu einem Drittel der interkantonalen Unterschiede bei den IV-Renten-Quoten sind auf einen unterschiedlichen Gesetzesvollzug zurückzuführen (…) und können nicht mit strukturellen, wirtschaftlichen, demografischen, sozialen oder politischen Faktoren erklärt werden (…). Das Ziel des einheitlichen Versicherungsvollzugs (…) wurde trotz weit reichenden Aufsichtskompetenzen bisher nicht erreicht und auch nicht mit der gebotenen Ernsthaftigkeit verfolgt» (GESCHÄFTSPRÜFUNGSKOMMISSION DES STÄNDERATS 2005: 4).

Drei Gründe können dafür verantwortlich gemacht werden: Ungenügende Aufsichtsinstrumente, Kompetenzstreitigkeiten zwischen Bund und Kantonen sowie organisatorische Defizite und fehlende Anreize innerhalb des BSV.

Ungenügende Instrumente — Die Aufsichtsinstrumente des BSV lassen sich in retrospektive und präventive Instrumente unterteilen. In der Kategorie der retrospektiven Aufsichtsinstrumente verfügte das BSV bis zum Jahr 2000 lediglich über ein Instrument, bestehend aus einer alle fünf Jahre stattfindenden materiellen Geschäftsprüfung. Dabei wurden pro Kanton jeweils etwa 100 Rentenentscheide und ungefähr 450 Gesuche für medizinische Massnahmen, berufliche Massnahmen, Hilfsmittel oder Hilflosenentschädigungen geprüft. Ebenfalls wurde die Organisation der IV-Stellen sowie der Vollzug genauer begutachtet.

Dieses Instrument wurde im Allgemeinen als sehr nützlich betrachtet (vgl. z.B. BACHMANN et al. 2005). Doch wurde die Frequenz der Durchführung mit fünf Jahren als zu selten eingestuft. Als Reaktion auf diese Kritik führte das BSV die materielle Geschäftsprüfung ab 2000 alle drei Jahre und ab 2004 alle zwei Jahre durch. Seit 2007 wird sie sogar jährlich durchgeführt. Dadurch wird es möglich, die Entwicklung der Tätigkeiten der IV-Stellen über die Zeit hinweg genauer zu verfolgen und zu überprüfen, inwiefern vorgefundene Mängel korrigiert worden sind.

Neben der Erhöhung der Frequenz der Geschäftsprüfung auf drei Jahre wurde gleichzeitig das Monats- und Quartalsreporting eingeführt. Dieses verpflichtet die IV-Stellen, diverse statistische Kennzahlen offenzulegen, die verwendet werden könnten, um die Erfüllung der seit 2001 jährlich festzulegenden Prozessziele der kantonalen IV-Stelle zu überprüfen. Dabei handelt es sich um sieben Mindeststandards, die einen effizienten und kundenfreundlichen Ablauf des Entscheidverfahrens garantieren sollen: die Dauer zwischen erstmaliger Anmeldung und Eingangsbestätigung durch die IV-Stelle, die Dauer zwischen der erstmaligen Anmeldung bis zum Entscheid durch die IV-Stelle, die Dauer der Rechnungsbearbeitung, die Dauer zwischen dem Auftrag zur Prüfung einer beruflichen Massnahme und dem Beginn der Umsetzung, die Dauer zwischen dem Auftrag zur Arbeitsvermittlung und dem dokumentierten Eintrag über die entsprechenden Bemühungen, die Dauer zwischen dem Auftrag für die Abklärungen vor Ort und dem Abklärungsbericht sowie die Anzahl pendenter Erstanmeldungen pro Vollzeitäquivalenz.

Neben den Prozesszielen im Jahr 2001 wurde im Jahr 2002 ein Instrument zur Messung der Wirksamkeit der beruflichen Massnahmen und 2003 das quartalsweise Monitoring der Neurenten eingeführt. Letzteres hilft dem BSV, die Entwicklung der Neuberentungen in den einzelnen IV-Stellen zu überwachen und nötigenfalls zu intervenieren.

Wie aus dem untenstehenden schematischen Überblick über zeitliche Einführung der Aufsichtsinstrumente des BSV ersichtlich ist, verfügt das Amt im präventiven Bereich über die Instrumente Weisungen (Kreisschreiben) und Rundschreiben, das Einlegen von öffentlich-rechtlichen Beschwerden sowie die Schulung des Personals der IV-Stellen. Diese Instrumente wurden 1995 bzw. 1998 (im Falle der Schulung des IV-Stellen-Personals) eingeführt. Die Kreis- und Rundschreiben dienen dem BSV dazu, die IV-Stellen über den einheitlichen Vollzug und Änderungen des Bundesgesetzes (IVG) und der Verordnung (IVV) über die Invalidenversicherung zu orientieren. Durch die Beschwerde in öffentlich-rechtlichen Angelegenheiten beim Bundesgericht hat das BSV die Möglichkeit, kantonale Entscheide im Bereich der IV weiterzuziehen. Dadurch kann das BSV direkt auf die Rechtsprechung einwirken. Von diesem Instrument macht das BSV insbesondere dann Gebrauch, wenn es um Grundsatzentscheide geht. Die Schulung des IV-Stellen-Personals schliesslich umfasst IV-spezifische Weiterbildungsangebote für alle Berufsgruppen, Hierarchiestufen und Fragestellungen der IV-Stellen. [Schema 4]

Auch über die präventiven Aufsichtsinstrumente fand die Sicherstellung des einheitlichen und gesetzeskonformen Vollzugs nur teilweise statt. Die Kreis- und Rundschreiben waren veraltet und boten keine Orientierung für den Vollzug (BACHMANN et al. 2005). Auch von der Möglichkeit des Beschwerderechts hat das BSV in der Vergangenheit kaum Gebrauch gemacht, was sich in erster Linie auf die beschränkten Ressourcen im BSV zurückführen lässt.

Seit 2000 nimmt das BSV seine fachliche Aufsichtsfunktion verstärkt wahr. Verschiedene neue Instrumente wurden implementiert und bestehende verbessert. Noch heute sind allerdings die einzelnen Instrumente nicht in eine

DIE IV – EINE KRANKENGESCHICHTE

Schema 4 Aufsichtsinstrumente des BSV nach Einführungsjahr

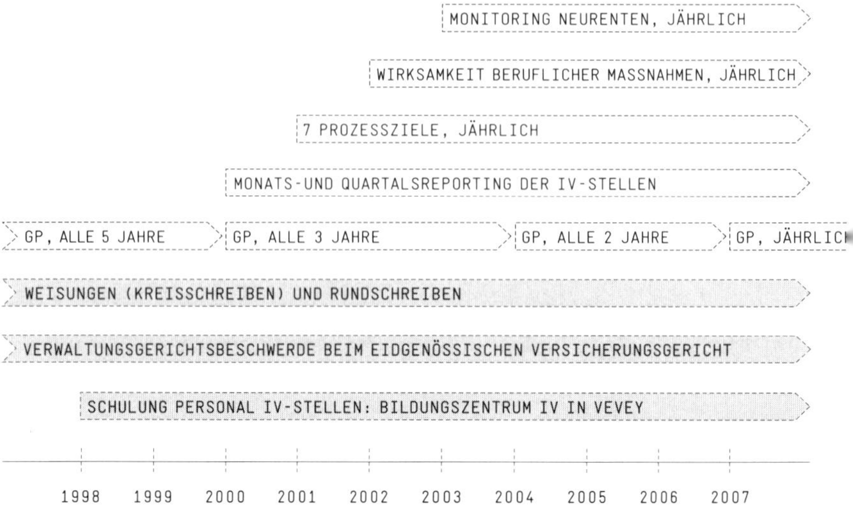

	MONITORING NEURENTEN, JÄHRLICH
	WIRKSAMKEIT BERUFLICHER MASSNAHMEN, JÄHRLICH
	7 PROZESSZIELE, JÄHRLICH
	MONATS- UND QUARTALSREPORTING DER IV-STELLEN
GP, ALLE 5 JAHRE	GP, ALLE 3 JAHRE	GP, ALLE 2 JAHRE	GP, JÄHRLICH
WEISUNGEN (KREISSCHREIBEN) UND RUNDSCHREIBEN
VERWALTUNGSGERICHTSBESCHWERDE BEIM EIDGENÖSSISCHEN VERSICHERUNGSGERICHT
SCHULUNG PERSONAL IV-STELLEN: BILDUNGSZENTRUM IV IN VEVEY

1998   1999   2000   2001   2002   2003   2004   2005   2006   2007

Seit dem Jahr 2000 hat das BSV seine Aufsichtskompetenz verstärkt wahrgenommen. Im Laufe der Zeit wurde eine Reihe reaktiver Massnahmen eingeführt (weiss). Insbesondere wurde die ursprünglich nur alle fünf Jahre durchgeführte Geschäftsprüfung (GP) laufend intensiviert. Die vorbestehenden präventiven Massnahmen (grau) wurden um die Schulung des Personals der IV-Stellen ergänzt.

Quelle: BACHMANN et al. 2005

Gesamtstrategie eingebettet, und entsprechend werden die einzelnen Aufsichtsergebnisse nicht zu einer fachlichen Gesamtbeurteilung des IV-Vollzugs durch eine IV-Stelle zusammengeführt (BACHMANN et al. 2005). Durch das Fehlen quantifizierter Wirkungsziele bezüglich der Tätigkeiten der IV-Stellen entspricht die Aufsicht des BSV noch nicht den Vorgaben einer ergebnisorientierten Verwaltungssteuerung.

Kompetenzstreitigkeiten zwischen Bund und Kantonen — Im Rahmen der 3. IV-Revision 1995 wurde der Vollzug der IV grundlegend reformiert und die bisherige Milizorganisation in ein professionelles System umgewandelt: Die IV-Kommissionen, die regionalen Arbeitsvermittlungen sowie die IV-Sekretariate wurden zu kantonalen IV-Stellen zusammengefasst. Alle Dienste der IV befinden sich seither unter einem Dach und werden von einer Person, dem IV-Stellen-Leiter, geführt.

Trotz dieser Straffung des Vollzugs gestaltet sich die Ausübung der Aufsichtsfunktion nicht einfacher. Die Neuverteilung der Aufgaben zwischen Bund und Kantonen war nicht einfach, und die Spannungen zwischen dem Bund und den Kantonen beeinträchtigten auch nach der Reform von 1995 die Entwicklung einer funktionierenden Aufsicht des BSV über den kantonalen Vollzug in der IV. Insbesondere operieren die IV-Stellen infolge der Neuorganisation professioneller als die ehemaligen IV-Kommissionen, wodurch sich die Möglichkeiten der Einflussnahme für das BSV vermindern.

Die Kompetenzstreitigkeiten zwischen BSV und den IV-Stellen wirken sich negativ auf die Aufsichtspflicht aus. Seitens der kantonalen IV-Stellen wird dem BSV ein gewisses Misstrauen entgegengebracht. Die Aufsicht des BSV wird als Eingriff in die Tätigkeiten der IV-Stellen wahrgenommen; entsprechend zurückhaltend sind die IV-Stellen mit der Weitergabe von relevantem Praxiswissen, auf welches das BSV beispielsweise bei der Ausarbeitung von Gesetzesentwürfen dringend angewiesen ist.

Die Beziehung zwischen dem BSV und den kantonalen IV-Stellen hat sich allerdings verbessert (BACHMANN et al. 2005). Beispielsweise wurden die IV-Stellen im Vorfeld der 5. IV-Revision in die vorbereitenden Arbeitsgruppen des BSV eingebunden. Die IV-Stellen zeigen sich erfreut über diese Entwicklung: «Im Sommer 2005 startete das BSV das Umsetzungsprojekt zur 5. IVG-Revision. Im Projekt sind die IV-Stellen mit eingebunden. Dies ist ein klares Zeichen für eine spürbar verbesserte und professionelle Zusammenarbeit der IV-Stellen mit dem BSV» (IV-STELLEN-KONFERENZ 2005: 4).

Organisatorische Defizite und fehlende Anreize — Aus der engen organisatorischen Anbindung der IV an die AHV ergeben sich unmittelbar zwei Konsequenzen: Einerseits konnte sich die IV nur sehr langsam als eigenes Aufgabenfeld etablieren. Lange fristete sie ein relativ unbeachtetes Dasein im Schatten der «grossen Schwester AHV». Andererseits fühlte sich aufgrund der organisatorischen Zersplitterung im BSV niemand für die IV als Gesamtheit verantwortlich. So wurden beispielsweise die einzelnen Bereiche der IV im Rahmen von Restrukturierungen im Verlaufe der Jahre mehrmals hin und her geschoben, auseinandergenommen und wieder neu zusammengesetzt. Diese ständigen Verschiebungen wirkten sich nach Ansicht von Albrik LÜTHY destruktiv auf die Eigenständigkeit der IV aus: «(…) Auf diese Weise wurde die Vermischung von AHV- und IV-Aufgaben verstärkt, womit die Führungsstrukturen noch unübersichtlicher wurden.» Dem Kompetenzwirrwarr wurde unter BSV-Direktor SEILER ein Ende gesetzt. Albrik LÜTHY erinnert sich: «Als eine der ersten Amtshandlungen hat SEILER auf meine Anregung hin die Organisationsstruktur des BSV ins Visier genommen und in Zusammenarbeit mit dem EDI grundlegend überarbeiten lassen mit dem Ergebnis, dass eine eigenständige Abteilung IV geschaffen werden konnte» (Expertengespräch mit Albrik LÜTHY, erster Leiter des Geschäftsfelds IV im BSV). Dreissig Jahre nach der Schaffung der IV konnte sich die Versicherung damit endlich als eigenständiges Geschäftsfeld etablieren. Trotzdem blieb die Aufsichtsfunktion weiterhin zersplittert.

Während langer Zeit gab es im BSV keine funktionale Differenzierung zwischen den verschiedenen Aufgaben. Die Aufsicht war beispielsweise im BSV 1995 auf mindestens fünf Sektionen aufgeteilt. Erst 2003 hat das BSV mit dem Aufbau der eigenen Sektion «Aufsicht» begonnen. Auch im Bereich der Gesetzgebung gab es bis 1999 keine eigenständige Einheit, die sich explizit der gesetzgeberischen Aufgaben annahm. Noch heute ist im BSV dieselbe Organisationseinheit mit den Aufgaben im Bereich Aufsicht sowie Vollzugsaufgaben in der IV wie auch der Aufgabe der Weiterentwicklung der Gesetzgebung betraut (BACHMANN et al. 2005).

Das BSV hat möglicherweise keine genügend grossen Anreize, seine Aufsichtspflicht wahrzunehmen, denn Interessen des BSV sind nicht zwingend deckungsgleich mit jenen der Öffentlichkeit. Die Allgemeinheit ist daran interessiert, den IV-Vollzug bis zu dem Punkt zu kontrollieren, an dem die zusätzlichen Kontrollkosten dem zusätzlichen Kontrollertrag entsprechen, um so die zusätzliche steuerliche Belastung infolge Missbrauchs in der IV in Grenzen zu halten. Für das BSV hingegen ist die Kontrolle gleichbedeutend mit Aufwand ohne Anerkennung, was den Anreiz des BSV schmälert, die Aufsichtspflicht wahrzunehmen. Dieser Interessenkonflikt könnte durch eine genaue Vorgabe und Kontrollierbarkeit der Tätigkeiten bzw. Pflichten der staatlichen Stellen sowie durch den politischen Druck von gut organisierten Interessengruppen und der Regierung minimiert werden.

Wegen des geringen politischen Interesses an der IV blieb auch der politische Druck, der das BSV zu einer sorgfältigeren Wahrnehmung der Aufsichtspflicht gezwungen hätte, aus. Weiter haben die politischen Interessengruppen im Bereich der IV, namentlich die verschiedenen Behindertenorganisationen, sehr heterogene Anliegen, was ihre politische Einflussnahme schwächt. Der Gesetzgeber lässt dem BSV zudem einen grossen Spielraum bei der Ausgestaltung der Aufsicht bzw. der Aufsichtsinstrumente sowie der Art der Steuerung, was die Kontrolle weiter erschwert.

Mängel im Gesetzgebungsprozess

Die Invalidenversicherung sollte stets den veränderten gesellschaftlichen Bedürfnissen angepasst werden, um dadurch die Wirksamkeit und die finanzielle Tragbarkeit zu garantieren. Aus diesem Grund ist die Weiterentwicklung der Gesetzgebung auch im Bereich der IV von grosser Bedeutung. Initiativberechtigt für den Erlass, die Änderung oder die Aufhebung von Rechtsnormen auf Gesetzesstufe sind das Bundesparlament und die Kantone. Bei der Gestaltung der Gesetze spielt die Verwaltung im Rahmen des Vorverfahrens eine massgebliche Rolle: Es müssen Gesetzesrevisionen vorbereitet, Entscheidungsgrundlagen für die Politik bereitgestellt, antizipierende Forschung veranlasst sowie neue Massnahmen entwickelt werden.

Passive Verwaltung — Obwohl das Pflichtenheft umfassend und die korrekte Erfüllung dieser Aufgabe für die Entwicklung der IV sehr bedeutsam ist, mass das BSV der vorausschauenden Gesetzgebungsarbeit in der IV lange Zeit keine besondere Priorität zu. Es reagierte bei der Gestaltung von Gesetzesrevisionen primär auf Themen, die vom Departement, vom Parlament oder von externen Akteuren eingebracht wurden. Im Rahmen der 4. IV-Revision beispielsweise berücksichtigte das BSV in erster Linie Anliegen von Behindertenorganisationen, während die 5. IV-Revision auf Drängen des Departementsvorstehers lanciert wurde. Somit dominiert statt der wünschbaren innovativen Arbeit die verwaltende Tätigkeit: Änderungen im Bereich IV werden dann vorgenommen, wenn von aussen Anregungen eingebracht werden. Als direkte Konsequenz der Vernachlässigung des BSV, die strategische Ausrichtung der IV vorzugeben, fiel diese Aufgabe anderen Akteuren zu. So lag es am Parlament, neue Gesetze auszuarbeiten bzw. an den Gerichten den Invaliditätsbegriff zu definieren.

Die Gründe für die Vernachlässigung der gesetzgeberischen Aufgaben sind vielfältig und teilweise bereits im Abschnitt über die Aufsichtspflicht angesprochen worden. Zum einen waren die gesetzgeberischen Aufgaben lange Zeit mit den Vollzugs- und Aufsichtsaufgaben vermischt und über mehrere Abteilungen verteilt. Als Konsequenz daraus wurde die Gesetzgebung eher marginal behandelt. Erst 1999 übernahm der Dienst Projekte und Spezialaufgaben neben anderen Aufgaben die Führung von IV-Gesetzgebungsprojekten. Zwar ist dadurch die gesetzgeberische Aufgabe in der Organisation des BSV klar zugeordnet, trotzdem sind die Ressourcen für die Gesetzgebung knapp bemessen, und es fehlt eine funktionale Differenzierung zwischen gesetzgeberischen Aufgaben sowie Vollzugs- und Aufsichtsaufgaben.

Unklare Kompetenzaufteilung — Die Differenzen zwischen Bund und Kantonen trugen vermutlich auch dazu bei, dass sich das BSV nicht aktiv mit einer Weiterentwicklung der Gesetzgebung auseinandersetzte. Bei der Vorbereitung der 4. IV-Revision fehlten dem BSV deshalb entscheidende Informationen, was mitunter dazu geführt hat, dass das zentrale Problem des Rentenwachstums aufgrund psychischer Leiden nicht aufgenommen wurde. Persönliche und sachliche Differenzen hätten zudem die Kommunikation zwischen den IV-Stellen und dem BSV Ende der 1990er-Jahre derart verschlechtert, dass eine Zusammenarbeit im Gesetzgebungsprozess zur 4. IV-Revision unmöglich wurde (BACHMANN et al. 2005). Die notwendigen Gesetzesänderungen wurden erst auf politischen Druck hin vorgenommen.

Die reaktive Vorgehensweise des BSV bei aufkommenden Herausforderungen lässt sich am Problem des Wachstums von psychisch bedingten Invaliditäten belegen. Schon in den 1980er-Jahren hatte sich ein bedeutendes Wachstum dieser Anspruchsgruppe abgezeichnet. Die NZZ titelte im April 1988: «Psychische Krankheiten häufigster Invaliditätsgrund», und führte dazu aus: «Der Vergleich der Statistiken 1982 und 1987 zeigt, dass die psychischen Krankheiten deutlich häufiger geworden sind. (…) Sie sind jetzt mit einem Anteil von insgesamt 29 Prozent an der Spitze der invalidisierenden Krankheiten» (NZZ 1988). Trotz dieser alarmierenden Entwicklung ergriff das BSV lange keine Massnahmen. Es wurden weder Untersuchungen über die Ursachen für diese Entwicklung noch über die Bedürfnisse dieser neuen Anspruchsgruppe durchgeführt. Auch die 3. IV-Revision 1995 und die 4. IV-Revision 2004 ignorierten die Problematik. Erst im Rahmen der 5. IV-Revision, die 2005 in Angriff genommen und 2007 vom Volk verabschiedet wurde, kam es zu einer Thematisierung des Rentenwachstums und seiner möglichen Ursachen. Als wesentliche Massnahmen dieser letzten Revision wurden die Früherfassung und Frühintervention eingeführt, negative Anreize bei teilweiser Erwerbstätigkeit korrigiert sowie verschiedene Sparmassnahmen vorgenommen (u.a. die Aufhebung des Karrierezuschlags).

Fazit

Die IV muss durch die Politik laufend neuen gesellschaftlichen Herausforderungen angepasst werden. Bis vor kurzem hat sie sich aber vorwiegend damit begnügt, den Status quo mit technischen Eingriffen zu optimieren. Die inhaltliche Reflexion des sich wandelnden Invalidenbegriffs oder der Herausforderungen, die neue Gruppen von Behinderten mit sich bringen, blieb aus, solange die finanzielle Situation der IV kein öffentliches Thema war. «Ein Mantel der Verschwiegenheit deckte die Praxis, bis die Kosten aus dem Ruder liefen», kommentierte die NZZ diesen Sachverhalt (NZZ 2003).

Erst durch den politischen Druck der Kampagnen der SVP 2003 gegen Missbrauch und «Scheininvalide» nahm sich die Politik der Thematik an. Dann begann sie auf die Veränderungen in Bezug auf das Bild des typischen Behinderten zu reagieren, das sich bereits seit den 1990er-Jahren abzuzeichnen begannen. «Die Politik hat inzwischen – nach jahrzehntelanger ‹Reformpause› – auf die Entwicklung in der Invalidenversicherung zu reagieren begonnen. Mit der 2005 in Kraft getretenen 4. Revision des Invaliditätsgesetzes wurden erste Schritte in Richtung ‹Arbeit vor Rente› unternommen. Und die aktuell debattierte 5. Revision soll diese Gangart verstärken», bilanziert Martin Wicki, Leiter des Forschungsprogramms FoP-IV (Soziale Sicherheit 2006: 213).

Zur verzögerten Problemwahrnehmung hat bis vor kurzem auch das BSV beigetragen, in dem es seine Aufsichtspflicht und seine gesetzgeberische Funktion in einem nicht optimalen Ausmass wahrgenommen hat. Das BSV hätte allerdings über den politischen Prozess, durch den Bundesrat, das Parlament und die Behindertenorganisationen dazu angehalten werden sollen, die ihm übertragenen Aufgaben im Sinne der Allgemeinheit zu erfüllen. Doch auch diese Kontroll- und Anreizmechanismen funktionierten während langer Zeit nur ungenügend. Dies änderte sich mit dem gestiegenen politischen Druck, der nicht zuletzt dank einer verstärkten Wahrnehmung der Probleme der IV in der Öffentlichkeit entstanden ist.

ABBILDUNGEN UND TABELLEN

Die folgenden Abbildungen und Tabellen haben einen doppelten Zweck: Zum einen fungieren sie als direkte Referenzen zum Text, indem sie dargestellte Zusammenhänge quantitativ belegen bzw. illustrieren. Zum andern handelt es sich um Übersichtstabellen ohne direkten Bezug zu den Ausführungen, aber von Interesse für die Disskusion. Als Basis diente in erster Linie die IV-Statistik des BSV, die eine Fülle von Angaben über Personen, die Leistungen aus der IV beziehen, nach verschiedenen Kriterien wie Gebrechen, Alter, Invalidität oder Kanton liefert. Aber auch die SAKE (Schweizerische Arbeitskräfteerhebung), der schweizerische Teil von SHARE (Survey of Health, Ageing and Retirement in Europe) sowie Betriebszählungen, die einen anderen Zweck haben, wurden für bestimmte Fragestellungen beigezogen.

ABBILDUNGEN UND TABELLEN

Abb. 1.1   Entwicklung der IV-Renten und Ausgaben 1975–2006

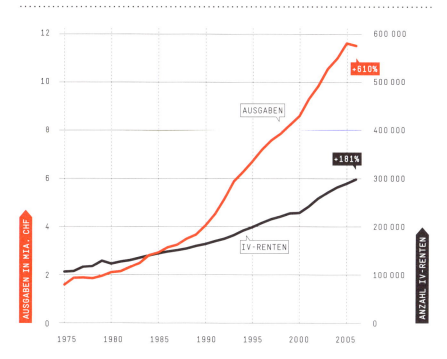

Die Zahl der IV-Renten-Bezüger hat sich von 1975 bis 2006 fast verdreifacht. Noch grösser war der Zuwachs bei den Ausgaben: Inflationsbereinigt stiegen die Ausgaben um 255 Prozent, nominell sogar um 610 Prozent, in laufenden Preisen von 1,6 Milliarden im Jahr 1975 auf 11,5 Milliarden Franken im Jahr 2006.

Quelle: Bundesamt für Sozialversicherungen (BSV)

Abb. 1.2 Die Entwicklung der IV-Renten-Bezüger, Neurentenbezüger und Austritte aus der IV im Verhältnis zur Wohnbevölkerung

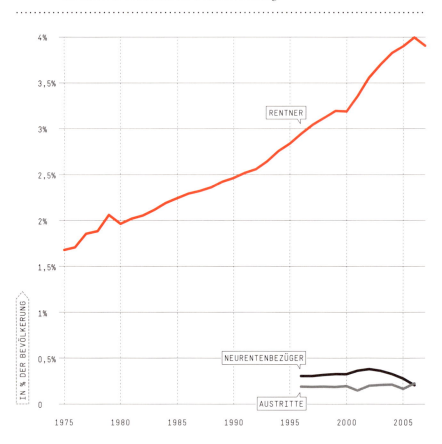

Der Anteil der Rentenbezüger hat kontinuierlich zugenommen. Für den Anteil der Neurentner und Austritte liegen 1996 erstmals Zahlen vor. Seit diesem Zeitpunkt liegt der Anteil der Neurentenbezüger über jenem der Austritte, bedingt durch das Erreichen des AHV-Alters, durch Tod oder aufgrund des Wiedereintritts in das Berufsleben. Ab 2003 ist bei den Neurentner allerdings ein Rückgang zu verzeichnen.

Quellen: IV-Statistik 2007; BFS; eigene Berechnungen

ABBILDUNGEN UND TABELLEN

Abb. 1.3   Strukturelles Defizit der IV

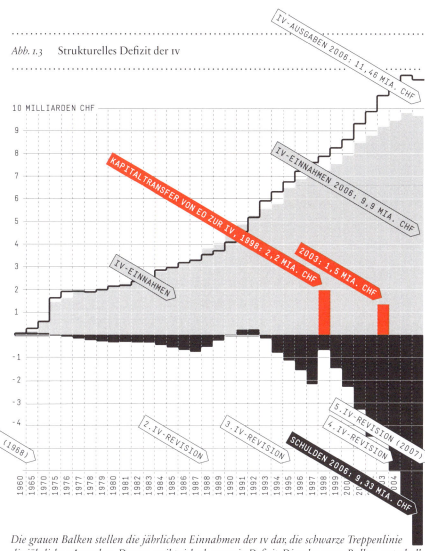

Die grauen Balken stellen die jährlichen Einnahmen der IV dar, die schwarze Treppenlinie die jährlichen Ausgaben. Daraus ergibt sich ab 1993 ein Defizit. Die schwarzen Balken unterhalb der Nulllinie zeigen die stetig wachsende Verschuldung. Allein für das Jahr 2006 weist die IV bei Einnahmen von 9904 Millionen und Ausgaben von 11 460 Millionen Franken einen Verlust von 1556 Millionen Franken aus, der die akkumulierten Gesamtschulden bis Ende 2006 auf 9330 Millionen Franken anwachsen lässt.

Quellen: IV-Statistik 2007, avenir aktuell

DIE IV – EINE KRANKENGESCHICHTE

Abb. 1.4   Bildungsstand und Invalidität 2005

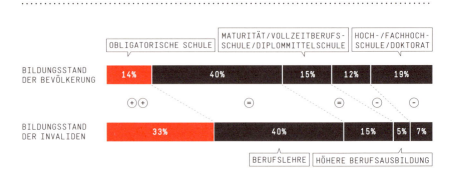

Bei den IV-Rentnern sind Personen mit geringer Bildung über- und solche mit hoher Bildung untervertreten. Die Wahrscheinlichkeit, eine IV-Rente zu beziehen, sinkt also mit steigendem Bildungsstand.

Quellen: SAKE 2005; eigene Berechnungen

ABBILDUNGEN UND TABELLEN

Abb. 1.5   Invaliditätsrate nach Alter und Geschlecht 2006

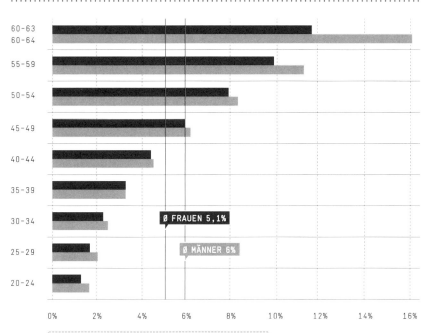

Mit zunehmendem Alter steigt die Wahrscheinlichkeit, eine IV-Rente zu beziehen. So lag der Anteil der IV-Bezüger an der Bevölkerung zwischen 55 und 59 Jahre im Jahr 2006 bei rund 11 Prozent, der IV-Rentner-Anteil bei den 25- bis 29-Jährigen hingegen bei knapp 2 Prozent. Die Alterung der Gesellschaft hat somit bedeutende Auswirkungen: Eine Zunahme der älteren Bevölkerung führt zu einer Zunahme der IV-Rentner.

Quellen: IV-Statistik 2006; eigene Berechnungen

DIE IV – EINE KRANKENGESCHICHTE

Abb. 1.6 Subjektiver Gesundheitszustand und Invalidität 2004

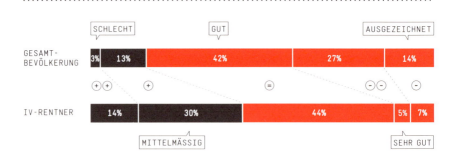

Im Vergleich zur Gesamtbevölkerung beurteilen mehr IV-Rentner ihren Gesundheitszustand als schlecht oder mittelmässig. Auffällig ist aber, dass eine Mehrheit der IV-Rentner ihren Gesundheitszustand als gut bis ausgezeichnet einstuft.

Quellen: Survey of Health, Age and Retirement in Europe (SHARE) 2004 (Schweizer Daten); eigene Berechnungen

ABBILDUNGEN UND TABELLEN

Tab. 4.7 Verteilung der IV-Leistungen 1960–2006

AUSGABENART	1960	1970	1980	1990	2000	2006
IV-RENTEN	65,4%	56,1%	63,9%	57,5%	58,8%	57,1%
INVALIDEN-TAGGELDER	0,9%	3,7%	1,7%	4,0%	3,3%	3,1%
HILFLOSEN-ENTSCHÄDIGUNG	3,5%	1,9%	1,6%	2,0%	1,6%	3,4%
MEDIZINISCHE MASSNAHMEN	8,8%	13,8%	6,1%	5,8%	4,8%	5,4%
MASSNAHMEN BERUFLICHER ART	1,8%	2,8%	2,2%	3,3%	3,2%	3,2%
HILFSMITTEL	1,6%	3,0%	1,5%	2,0%	2,3%	2,0%
BEITRÄGE AN INSTITUTIONEN UND ORGANISATIONEN	0,5%	8,7%	13,4%	16,5%	18,6%	17,2%
ANDERE	17,5%	10,0%	9,6%	8,9%	7,4%	8,6%
AUSGABEN IN MIO.	267,4	1 614,5	2 939,5	6 704,6	10 928,4	11 459,9

Der Löwenanteil der Ausgaben der IV liegt seit Beginn bei den Renten, auch wenn ein leichter Rückgang zu verzeichnen ist. Der zweitgrösste Anteil entfällt auf Beiträge an Institutionen und Organisationen. Hier ist über die Jahre ein starkes Wachstum zu verzeichnen. Wenig zugenommen haben die Anteile für berufliche und medizinische Massnahmen sowie Hilfsmittel.

Quellen: BSV; IV-Statistik 2007

Abb. 5.8 Entwicklung der IV-Renten im Verhältnis zum Nominallohnindex

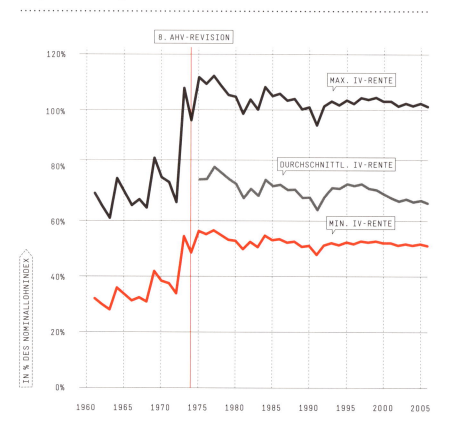

Im Verhältnis zum Nominallohn sind die Renten bis 1974 überproportional gestiegen und damit laufend attraktiver geworden. Ab dann bleiben die Renten wegen der Anpassung an den Mischindex aus Lohn- und Preisentwicklung im Verhältnis zum Nominallohn relativ konstant. Der Knick im Jahr 1991 ist auf ein starkes Nominallohnwachstum zurückzuführen, an das die Renten erst im Folgejahr angepasst wurden.

Quellen: BSV; BFS; eigene Berechnungen

Abb. 5.9 Entwicklung der IV-Ergänzungsleistungen 1975–2006

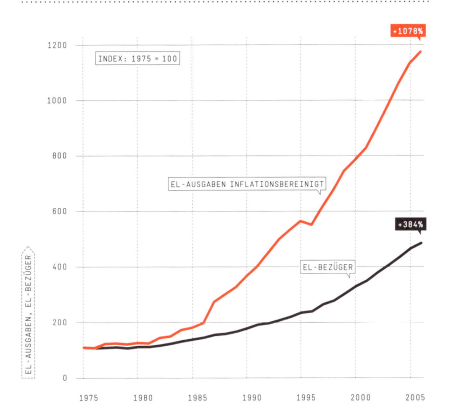

Immer mehr IV-Rentner nehmen Ergänzungsleistungen (EL) in Anspruch. Gab es im Jahr 1975 knapp 18 000 Bezüger von EL zur IV, bezogen 2006 86 000 IV-Rentner zusätzlich Ergänzungsleistungen. Dies entspricht einem Anstieg von 384 Prozent. Noch stärker sind die Ausgaben gewachsen: Sie stiegen inflationsbereinigt um 1078 Prozent. In laufenden Preisen nahmen die Ausgaben von 54,2 Millionen Franken im Jahr 1975 auf 1249,3 Millionen Franken im Jahr 2006 zu.

Quellen: BSV; eigene Berechnungen

DIE IV – EINE KRANKENGESCHICHTE

Abb. 5.10 Entwicklung der iv-Renten-Bezüger nach Gebrechensarten 1997–2007

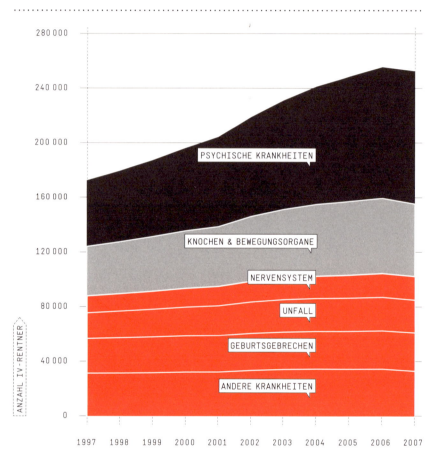

In zehn Jahren hat sich die Zahl der in der Schweiz lebenden iv-Rentner mit psychischen Leiden mehr als verdoppelt. Ihr Anteil an der Gesamtzahl der iv-Renten-Bezüger ist damit von weniger als 30 auf fast 40 Prozent gestiegen.

Quelle: iv-Statistik 2007

ABBILDUNGEN UND TABELLEN

Abb. 5.11   Neurentenbezüger nach Gebrechensarten 1997 und 2006

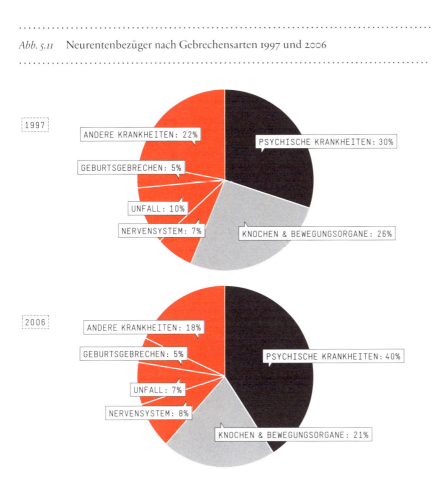

In den letzten Jahren hat sich die Dominanz der psychischen Krankheiten bei den Neurentnern nochmals erheblich verstärkt. An zweiter Stelle folgen Leiden bei Knochen und Bewegungsorganen, wobei sich deren Anteil an allen Neurentenbezügern von 1997 bis 2006 verringert hat. Insgesamt gab es 1997 21970 Neurentner, 2006 waren es 15 513.

Quelle: IV-Statistik 2007

DIE IV – EINE KRANKENGESCHICHTE

Abb. 5.12 Anteil der IV-Renten-Bezüger nach Altersgruppe, Gebrechensart und Nationalität

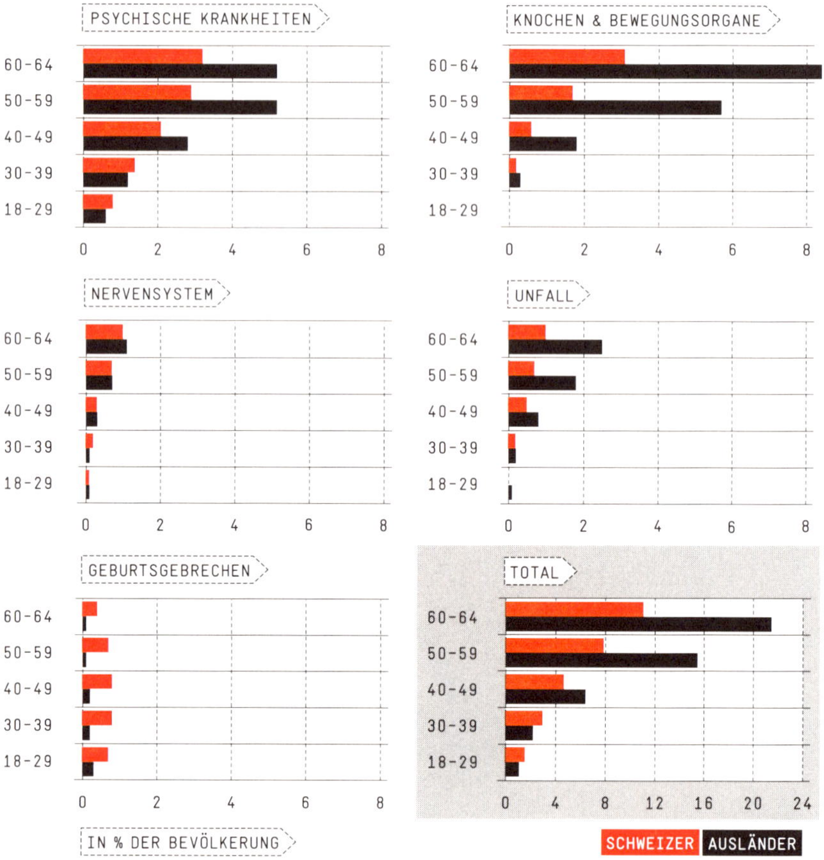

Mit Ausnahme der Geburtsgebrechen zeigt sich überall der bekannte Zusammenhang zwischen Alter und Invaliditätshäufigkeit. Ab dem 40. Lebensjahr ergibt sich zudem eine deutliche Differenz zwischen Ausländern und Schweizern, besonders in den Gebrechenskategorien Knochen und Bewegungsapparat sowie Unfall. Dies dürfte auch mit dem grossen Anteil ausländischer Erwerbstätiger in besonders exponierten Berufen wie etwa dem Baugewerbe zusammenhängen. Auffällig ist, dass ältere Ausländer auch häufiger wegen psychischer Krankheiten invalidisiert werden. 8 Prozent der 50- bis 59-jährigen Schweizer beziehen eine IV-Rente; bei den Ausländern derselben Alterskatogerie beträgt dieser Anteil 16 Prozent.

Quellen: BSV; BFS

ABBILDUNGEN UND TABELLEN

Abb. 5.13 Arbeitslosigkeit und Neurentenbezüger

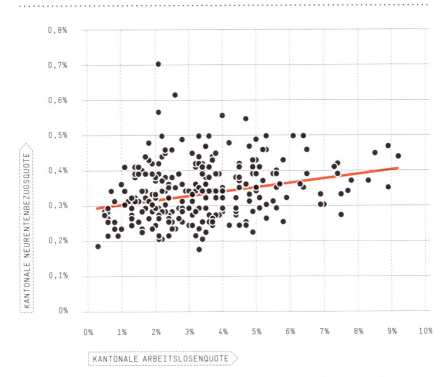

Die kantonalen Arbeitslosenquoten und Neurentenbezugsquoten zwischen 1996 und 2005 bestätigen zwar einen statistisch signifikanten Zusammenhang zwischen der Neurentenquote und der Arbeitslosenquote (ein Datenpunkt pro Kanton und Jahr, total 260 Datenpunkte). In Zeiten hoher Arbeitslosigkeit nehmen auch die Neurentenbezüger zu. Quantitativ ist dieser Effekt jedoch vernachlässigbar: Eine Erhöhung der Arbeitslosenquote um einen Prozentpunkt erhöht die Neurentenquote um lediglich ein Zehntel Promille.

Quellen: Staatssekretariat für Wirtschaft (SECO), Arbeitsmarktstatistik; BSV; IV-Statistik

DIE IV – EINE KRANKENGESCHICHTE

....

Abb. 6.14 Bruttoersatzraten der IV-Renten (ohne BVG-Leistungen) für höchste und niedrigste Lohnklassen, ausgewählte Jahre

....

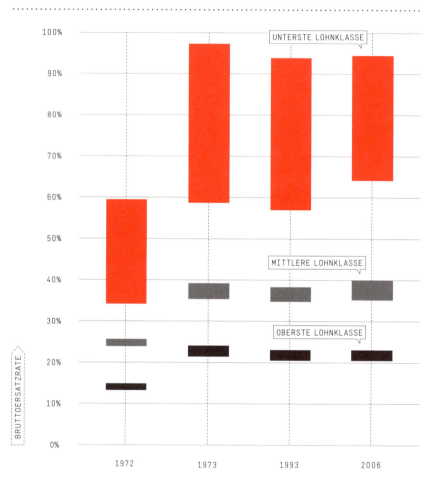

Die Attraktivität der Renten kann annäherungsweise anhand der Bruttoersatzraten gemessen werden. In der obersten Lohnklasse (90-Prozent-Perzentil) betragen die Bruttoersatzraten nur etwa 20 Prozent; beim untersten Zehntel (10-Prozent-Perzentil) der Einkommen schwanken sie jedoch zwischen 60 und 95 Prozent. Im Rahmen der 8. AHV-Revision kam es zu einer markanten Erhöhung der Bruttoersatzraten.

....

Quellen: BSF; eigene Berechnungen (Stand: 04/2007)

Tab.6.15 Obergrenze für Brutto- und Nettoersatzraten in unterschiedlichen
Familiensituationen unter Einschluss der BVG-Leistungen 2007

EINKOMMEN	ERSATZRATEN LEDIG		ERSATZRATEN VERHEIRATET, 2 KINDER	
	NETTO	BRUTTO	NETTO	BRUTTO
50 000	86,0%	75,7%	100,4%	90,0%
100 000	84,5%	72,3%	102,3%	90,0%
150 000	81,4%	68,2%	102,6%	90,0%
200 000	79,9%	66,1%	103,0%	90,0%

Die BV-Leistungen erhöhen die Ersatzraten bei mittleren und höheren Einkommen deutlich. Da auf den Versicherungsleistungen (IV und BVG) keine Sozialversicherungsabgaben entrichtet werden müssen, werden diese netto noch attraktiver. Deshalb hat die in der öffentlichen Diskussion oft verwendete Bruttoersatzrate nur eine beschränkte Aussagekraft. Von Bedeutung ist vielmehr die Nettoersatzrate, die dem verfügbaren Renteneinkommen als Prozentsatz des letzten verfügbaren Erwerbseinkommens entspricht. Die Nettoersatzrate kann in Einzelfällen durchaus mehr als 100 Prozent betragen.

Quellen: BFS; eigene Berechnungen (Stand 04/2007)

DIE IV – EINE KRANKENGESCHICHTE

Abb. 7.16   Neurentenbezugsquote und Ärztedichte in den Kantonen 2006

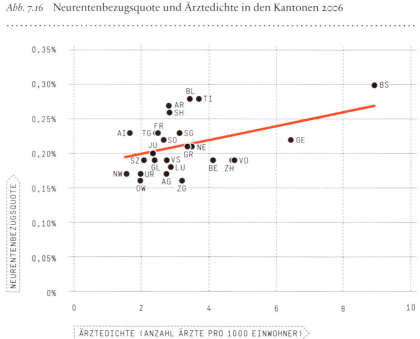

Zwischen der Anzahl der Ärzte in einem Kanton und der Anzahl Neurentenbezüger existiert ein statistischer Zusammenhang: Je grösser die Ärztedichte, desto höher die Neurentenbezugsquote. Ob eine höhere Ärztedichte und damit der erleichterte Zugang zu Ärzten bzw. mehr Patienten und eine damit verbundene Konkurrenzsituation zwischen den Ärzten die Wahrscheinlichkeit erhöhen, eine IV-Rente zu beziehen, kann daraus jedoch nicht abgeleitet werden.

Quellen: IV-Statistik, FMH (Verbindung der Schweizer Ärztinnen und Ärzte), Ärztestatistik

Abb. 9.17 IV-Betriebsbeiträge an Werkstätten, Wohnheime und Tagesstätten 1990–2007

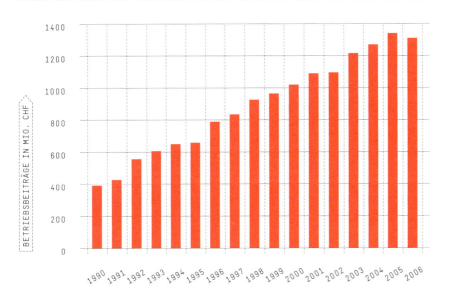

Die Beiträge sind zwischen 1990 und 2005 kontinuierlich angestiegen. Da die Anzahl der Plätze nicht exakt erhoben werden kann, kann diese Kostensteigerung sowohl auf eine steigende Zahl von Heim- und Werkstattplätzen als auch auf gestiegene Kosten pro Platz bzw. auf eine Kombination dieser beiden Faktoren zurückgeführt werden. Seit 2006, im Vorfeld der 5. IV-Revision, ist zum ersten Mal ein Rückgang der Kosten feststellbar.

Quellen: BSV; IV-Statistik 2007

Abb. 13.18 Nennung des Wortes «Invalidenversicherung» in der Tagespresse

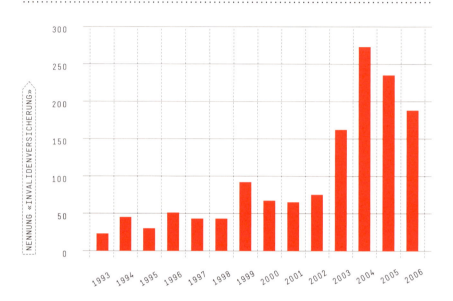

Bis 2002 hat das Thema «Invalidenversicherung» ein mediales Schattendasein gefristet. Erst im Vorfeld der 5. IV-Revision, angeregt durch die Debatten um die hohe Verschuldung und den möglichen Missbrauch, wurde die Institution in der öffentlichen Diskussion wahrgenommen. Berücksichtigt wurden die Zeitungen BLICK, NZZ, NZZ AM SONNTAG (seit 2002), SONNTAGSZEITUNG und TAGES-ANZEIGER.

Quellen: Factiva.com; eigene Berechnungen

Tab. A.1 Betriebsrechnung der IV 2006

AUSGABEN IN MILLIONEN FRANKEN	
SCHULDZINSEN	221,0
GELDLEISTUNGEN	**7149,6**
ORDENTLICHE RENTEN	5999,4
AUSSERORDENTLICHE RENTEN	542,5
TAGGELDER	354,3
HILFLOSENENTSCHÄDIGUNGEN	389,8
FÜRSORGELEISTUNGEN AN AUSLANDSCHWEIZER	1,5
RÜCKERSTATTUNGSFORDERUNGEN NETTO	-159,0
BEITRAGSANTEIL ZU LASTEN DER IV	21,3
KOSTEN FÜR INDIVIDUELLE MASSNAHMEN	**1715,8**
MEDIZINISCHE MASSNAHMEN	623,0
MASSNAHMEN BERUFLICHER ART	372,1
BEITRÄGE SONDERSCHULUNG	381,6
HILFSMITTEL	234,5
REISEKOSTEN	109,7
RÜCKERSTATTUNGSFORDERUNGEN NETTO	-5,1
BEITRÄGE AN INSTITUTIONEN UND ORGANISATIONEN	**1972,5**
BAUBEITRÄGE	83,9
BETRIEBSBEITRÄGE	1699,1
BEITRÄGE AN DACHORGANISATIONEN U.Ä.	176,7
BEITRAG AN PRO INFIRMIS	12,9
DURCHFÜHRUNGSKOSTEN	**137,5**
ABKLÄRUNGSMASSNAHMEN	123,6
PARTEIENTSCHÄDIGUNGEN UND GERICHTSKOSTEN	14,0
VERWALTUNGSKOSTEN	**263,5**
POSTTAXEN	7,1
VERWALTUNGSKOSTEN	24,9
ABSCHREIBUNGEN IMMOBILIEN	1,9
IV-STELLEN	229,9
KOSTENRÜCKERSTATTUNGEN	-0,3
TOTAL	**11459,9**

EINNAHMEN IN MILLIONEN FRANKEN	
BEITRÄGE VERSICHERTEN/ARBEITGEBER	4038,7
BEITRÄGE DER ÖFFENTLICHEN HAND	**5730,0**
BUND	4297,5
KANTONE	1432,5
KAPITALZINSEN	0,0
EINNAHMEN AUS REGRESS	134,9
ZAHLUNGEN VON HAFTPFLICHTIGEN DRITTEN	142,0
REGRESSKOSTEN	-7,1
TOTAL	**9903,5**
ERGEBNIS	-1556,4
STAND KAPITALKONTO	-9330,1

Quelle: IV-Statistik

DIE IV – EINE KRANKENGESCHICHTE

Tab. A.2 Kantonale Unterschiede in der IV anhand verschiedener Indikatoren

	A	B	C	D	E	F	G	H
ZH	4,83	0,30	1300	0,44	2,13	74,7	7324	6169
BE	4,55	0,29	1336	0,75	1,65	66,5	7158	6765
LU	5,10	0,29	1266	0,80	1,70	71,1	10671	6347
UR	4,23	0,28	**1341**	0,79	1,25	73,0	3091	7559
SZ	3,93	0,29	1290	0,58	1,33	67,1	11444	7628
OW	4,57	0,26	1289	0,82	1,30	70,7	12111	6211
NW	**3,70**	0,27	1362	0,78	**0,86**	66,3	10700	6042
GL	5,49	0,31	1290	0,84	1,62	70,2	**3667**	**8729**
ZG	3,73	**0,25**	1286	0,51	1,39	69,4	4273	6726
FR	5,82	0,36	1233	0,83	1,80	70,6	10763	7170
SO	5,63	0,34	1281	0,71	2,00	72,8	7114	7451
BS	**9,01**	**0,47**	1230	0,77	**4,55**	75,6	8326	3921
BL	6,02	0,44	1282	0,46	2,48	71,6	7811	6350
SH	6,00	0,41	1290	0,69	2,16	72,7	8000	6166
AR	5,41	0,44	1282	0,81	1,85	71,1	16286	6332
AI	4,57	0,39	1276	0,74	1,34	67,1	9667	6585
SG	6,00	0,37	1236	0,77	2,03	70,6	7068	6611
GR	4,84	0,33	1336	0,68	1,54	67,8	6250	6828
AG	4,88	0,27	1262	0,59	1,49	72,8	7432	6997
TG	5,09	0,36	1280	0,64	1,91	72,9	13538	8231
TI	7,20	0,45	1274	0,44	2,98	67,0	25850	**3105**
VD	5,24	0,30	1238	0,38	2,51	79,0	23975	6628
VS	5,51	0,31	1268	0,63	2,11	70,6	15524	5155
NE	6,46	0,34	1251	0,68	3,08	78,2	13635	5791
GE	5,48	0,35	**1181**	**0,33**	2,29	**80,6**	20044	5218
JU	4,14	0,33	1259	**0,86**	2,46	75,8	**27750**	5871
CH	5,33	0,33	1269	0,59	2,08	72,6	12826	6225

MAXIMUM MINIMUM

ABBILDUNGEN UND TABELLEN

Tab. A.2 Kantonale Unterschiede in der IV anhand verschiedener Indikatoren

SPALTE A: *Anteil IV-Renten-Bezüger 2006 (in Prozent der versicherten Wohnbevölkerung):* Der IV-Rentner-Anteil liegt in den Kantonen zwischen knapp 4 und 9 Prozent. Im Kanton Basel-Stadt ist der Rentneranteil mehr als doppelt so hoch wie im Kanton Nidwalden.

SPALTE B: *Neurentenbezugsquote 2006 (Neurentner in Prozent der versicherten Wohnbevölkerung):* Durchschnittlich wurden in der Schweiz 0,33 Prozent Neurentner registriert. Viele Kantone weichen nur wenige Promillepunkte davon ab. Basel-Stadt mit den meisten Rentnern verzeichnete mit 0,47 Prozent auch am meisten IV-Neurentner.

SPALTE C: *Durchschnittsrente in Schweizer Franken 2006:* Es gibt kaum Schwankungen in der monatlichen Auszahlungshöhe für den durchschnittlichen IV-Renten-Bezüger über die Kantonsgrenzen hinweg.

SPALTE D: *Anteil IV-Renten-Bezüger wegen Geburtsgebrechen 2006 (in Prozent der versicherten Wohnbevölkerung):* Der Anteil liegt bei den ländlichen Kantonen tendenziell höher.

SPALTE E: *Anteil der IV-Rentner wegen psychischer Krankheit 2006 (in Prozent der versicherten Wohnbevölkerung):* Diese Kennzahl variierte nach Kanton ganz gewaltig. So fällt im Kanton Basel-Stadt jeder zweite IV-Bezüger in diese Kategorie, in Nidwalden nicht einmal jeder vierte.

SPALTE F: *Anteil IV-Rentner in Prozent mit 70–100 Prozent Invaliditätsgrad 2006:* In allen Kantonen haben vorwiegend IV-Rentner und IV-Rentnerinnen einen Invaliditätsgrad von mehr als 70 Prozent. Diese Personen haben Anrecht auf eine Vollrente. Im Kanton Genf werden über 80 Prozent Vollrenten gesprochen.

SPALTE G: *Taggelder der IV 2006 für die Wartezeit vor Eingliederung (in Franken pro Bezüger):* Die Statistik zeigt, dass im Kanton Tessin sowie in der Westschweiz während der Wartezeit vor Eingliederung deutlich mehr Taggelder ausbezahlt werden als in der übrigen Schweiz.

SPALTE H: *IV-Ausgaben für Eingliederungsmassnahmen pro IV-Rentner in Schweizer Franken 2006:* Im Kanton Tessin werden nur gerade 3105 Franken in die Wiedereingliederung investiert. Dies ist halb so viel Geld wie im Schweizer Durchschnitt. Mit Ausgaben von 8729 Franken pro Kopf bestimmt der Kanton Glarus das Maximum.

Quelle: IV-Statistik 2007

Abb. A.3 Invalidisierungswahrscheinlichkeit nach Branche

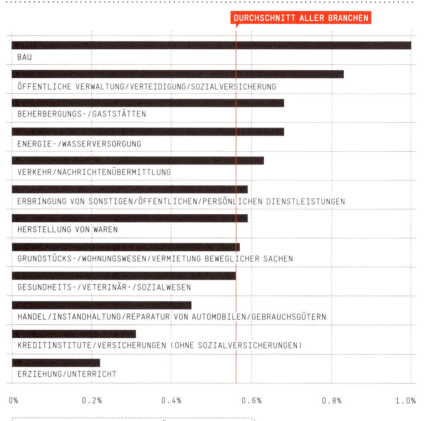

Gemäss der Eidgenössischen Betriebszählung von 2001 ist die Invalidisierungswahrscheinlichkeit in der Baubranche am grössten: 1,0 Prozent der gesamten erwerbstätigen Bevölkerung in der Baubranche bezieht nach einem Jahr eine IV-Rente. Dies sind fast doppelt so viele wie der Durchschnitt. Mit 0,83 Prozent Neurentnern stellt die Branche der öffentlichen Verwaltung, Verteidigung und Sozialversicherung am zweitmeisten Neurentner in die IV. Die Angaben aus der Betriebszählung basieren auf Selbstdeklaration und sind möglicherweise unpräzis.

Quelle: Invalidität nach Branche und Tätigkeit, HEFTI und SIEGRIST (2004)

TEIL III

SCHLUSSFOLGERUNGEN UND LÖSUNGSANSÄTZE

Die Geschichte der Schweizerischen Invalidenversicherung ist das Resultat einer Verknüpfung von Fehlanreizen, wobei die relative Attraktivität der Renten und Zusatzleistungen gegenüber einem Erwerbseinkommen und die relative Unattraktivität der teuren Wiedereingliederung besonders ins Gewicht fallen. Noch entscheidender ist, dass die IV nie an die wichtigen gesamtgesellschaftlichen Veränderungen angepasst wurde: den Übergang von der Industrie- zur Dienstleistungsgesellschaft, das neue Gesundheitsverständnis, die Globalisierung des Arbeitsmarkts und nicht zuletzt die wachsende Anspruchshaltung gegenüber dem Staat. Als Problem erweisen sich auch die historisch gewachsenen sozialstaatlichen Strukturen, die über lange Perioden parallel zueinander weiterentwickelt und ausgebaut wurden. Um Korrekturen einzuleiten, muss der Blick über die IV hinaus deshalb auch auf die anderen arbeitsmarktbezogenen Sozialwerke, allen voran die Arbeitslosenversicherung (ALV) und die Sozialhilfe, gerichtet werden. Der Schlussteil thematisiert die grossen Verschiebungen in der Sozialversicherung und schlägt eine Reihe von organisatorischen Korrekturen, aber auch mögliche institutionelle Reformen vor. Dabei werden sowohl systembedingte Ineffizienzen als auch die normativen Grundlagen – wie Mass, Ziel und Gerechtigkeit sozialstaatlicher Institutionen – betrachtet.

14 / ÜBERFORDERTES SYSTEM

Die Geschichte der schweizerischen Invalidenversicherung macht deutlich, in welchem Mass der heutige Schuldenberg das Resultat einer Verstrickung von Fehlanreizen ist, denen nicht nur die Betroffenen, sondern alle im System relevanten Akteure auf die eine oder andere Weise erlegen sind. Dies zeigt auch, dass die Funktionsfähigkeit einer Versicherung gegen Invalidität, die obligatorisch sein muss, um negative Selektion zu vermeiden, nicht einfach vorausgesetzt werden kann. Zum einen ist die Grenze zwischen gesund und krank nicht eindeutig definierbar, zum anderen sind die Informationen hinsichtlich des Gesundheitszustandes und der Integrationsfähigkeit im Arbeitsmarkt asymmetrisch zu Gunsten des Versicherten verteilt. Die unmittelbaren Konsequenzen davon sind Mess- und damit verbundene Klassifikationsfehler: Es kann einer Person eine Rente verwehrt werden, obwohl sie anspruchsberechtigt wäre, oder es wird einer Person eine Rente zugesprochen, obwohl sie keinen Anspruch darauf hätte. In beiden Situationen können Unzulänglichkeiten oder auch gezielter Missbrauch der Grund sein. Gerade weil es in jeder Versicherung mit privaten Informationen und schwierigen Abklärungen Fehlerquellen und Missbrauch gibt, kommt der institutionellen Ausgestaltung der Versicherung eine zentrale Rolle zu. Die Analyse der schweizerischen IV zeigt, dass in diesem Punkt erhebliche Mängel zu finden sind.

Kumulation von Fehlanreizen

Trotz der Schwierigkeit, Invalidität zu messen bzw. Gesundheit und Krankheit klar voneinander abzugrenzen, wäre es zu kurz gegriffen, das Problem der Invalidenversicherung als Missbrauchsproblematik im Sinne von Täuschung und Betrug darzustellen. Denn die Tatsache, dass sich trotz seit 2002 rückläufigen Neurenten bis 2006 ein jährliches Defizit von 1,6 Milliarden Franken und Gesamtschulden in der Höhe von 9,3 Milliarden Franken angehäuft haben, ist, wie aufgezeigt werden konnte, zu einem guten Teil das Ergebnis einer Geschichte von Fehlanreizen, denen die verschiedenen Akteure gleichermassen ausgesetzt waren bzw. die sie – nachvollziehbar – aus ihrer Sichtweise weiterentwickelt und ausdifferenziert haben. Über das Ganze gesehen zeigt sich, dass sämtliche Akteure im System den Anreiz haben, eine Rente zu beantragen oder sich dafür auszusprechen. Anreize zur Wiedereingliederung hingegen sind jedoch kaum bis gar nicht vorhanden.

Wiedereingliederung für Betroffene nicht attraktiv — Als zentrales Problem der schweizerischen Invalidenversicherung hat sich die zu geringe Attraktivität der Wiedereingliederung herausgestellt. Obwohl im Invalidengesetz der Grundsatz «Eingliederung vor Rente» seit Beginn verankert ist, haben die Betroffenen kaum einen Anreiz, von den Wiedereingliederungsmassnahmen Gebrauch zu machen. Aus Sicht der Betroffenen sind in erster Linie vier Aspekte wichtig, wenn sie die Option Wiedereingliederung mit einer IV-Rente vergleichen: die Höhe des Einkommens und die Sicherheit desselben, der aus einem Beschäftigungsverhältnis resultierende Lebenssinn und ein allfälliges Stigma aus einem Bezug von IV-Leistungen. Die Nettoeinkommensersatzraten einer IV-Rente, vor allem unter Einbezug der zweiten Säule, sind häufig sehr gross. Unabhängig vom Einkommen ersetzt eine volle IV-Rente in einer Pensionskasse mit Leistungsprimat in der Invalidenversicherung ungefähr 80 Prozent des nachsteuerlichen Erwerbseinkommens einer ledigen Person. Leben im Haushalt zudem noch Kinder in Ausbildung, bewegt sich die

Ersatzrate gar im Bereich von 100 Prozent. Weiter gilt es zu berücksichtigen, dass die Erwerbstätigkeit oftmals zusätzliche Kosten beinhaltet, wie beispielsweise Fahrt- und Verpflegungskosten oder Kosten für die externe Kinderbetreuung, die im Falle der Nichterwerbstätigkeit wegfallen. Schliesslich führt unter den heutigen Arbeitsmarktbedingungen die Invalidität zu einem sichereren und stetigeren Einkommen als die Erwerbsarbeit. Beide Komponenten verstärken das in jeder Versicherung bestehende Informationsproblem, weil die Anreize, Informationsvorsprünge auszubeuten, sehr stark sind. Die Betroffenen werden sich so entscheiden, wie es die ökonomische Theorie voraussagt: Sie verbleiben in der IV und reduzieren oder vermeiden den Aufwand für Wiedereingliederungsbemühungen.

Geforderte Ärzte — Im IV-Verfahren nehmen die Ärzte eine zentrale Stellung ein. Durch ein sich wandelndes Gesundheitsverständnis, einhergehend mit einer Mengenausweitung der Leistungen in der Krankenversicherung, aber auch durch die zunehmende Delegation von Entscheidungen seitens der IV, gewannen die medizinischen Stellungnahmen zunehmend an Bedeutung. Gerade Hausärzte geraten dadurch aber in einen Gewissenskonflikt: Einerseits sind sie Vertrauenspersonen der Patienten, andererseits fungieren sie als «Gatekeeper» an der Pforte zur IV. Im Zweifelsfall – und wohl nicht zuletzt im Einklang mit ihrem Berufsethos, der die ärztliche Hilfe über alles andere stellt – tendieren sie dazu, sich für eine Rente auszusprechen.

Diese zentrale Rolle der Ärzte wird durch das umfassendere Gesundheitsverständnis zusätzlich erschwert. Gerade Krankheitsbilder wie beispielsweise psychosomatische Störungen oder Rückenbeschwerden sind diffus und nur schwer zu diagnostizieren. Gleichzeitig sind die Anforderungen am Arbeitsplatz vielschichtiger geworden und im Zuge des globalen Strukturwandels gestiegen. Gespräche zwischen Arzt und Arbeitgeber finden aus Gründen des Arztgeheimnisses jedoch kaum statt. Damit vergrössert sich die Wahrscheinlichkeit von Messfehlern bei der Beurteilung der Arbeitsfähigkeit.

Die Folgen sind höhere Fallzahlen und damit mehr Fälle ungerechtfertigter Rentenzahlungen.

Wiedereingliederungsrisiko beim Arbeitgeber — Wie gut Personen mit einer Behinderung wieder in den Arbeitsmarkt eingegliedert werden können, hängt nicht zuletzt von den Arbeitgebern ab. Diese haben im bestehenden System jedoch nur einen begrenzten Anreiz, behinderte Personen einzustellen. Denn in erster Linie tragen sie den Grossteil des mit der Eingliederung verbundenen Risikos, ohne für eine erfolgreiche Eingliederung entsprechend belohnt zu werden. Die Bereitstellung eines Arbeitsplatzes für Behinderte ist nicht selten mit erheblichen Investitionen verbunden: Der Arbeitsplatz muss an die Bedürfnisse der behinderten Person angepasst werden, und behinderte Personen, vor allem jene mit psychischen Leiden, bedürfen spezieller Betreuung. Da aber Behinderte ein erhöhtes Ausfallrisiko aufweisen, läuft das Unternehmen Gefahr, diese Investitionen zu tätigen, ohne einen vergleichbaren Gegenwert zu erhalten, da – aus welchen Gründen auch immer – eine Lohnanpassung nicht stattfindet. Ausserdem können sich vermehrte Ausfälle negativ auf die Schadensquote und damit auf die Pensionskassen- und Krankentaggeldversicherungsprämien eines Unternehmens auswirken.

Kartellbildungen im Hilfsmittelmarkt — Für eine erfolgreiche Wiedereingliederung und zur Bewältigung des Alltags sind behinderte Menschen oftmals auf Hilfsmittel wie Hörgeräte, Rollstühle oder Spezialschuhe angewiesen. Obwohl dieser Bereich unbestritten von zentraler Bedeutung ist, verursacht er der IV mehr Kosten als notwendig. Die Hauptursache liegt darin, dass Absprachen der IV mit den wenigen Anbietern von Hilfsmitteln die Preise künstlich in die Höhe treiben. Nicht selten werden zudem mehr Leistungen verkauft als nötig.

Ausgabenwachstum bei Werkstätten und Heimen — Neben dem Hilfsmittelsektor verursachen auch die Werkstätten und Heime zu hohe und kontinuierlich steigende Kosten – eine Entwicklung, die auch auf nichtoptimale Steuerungs- und Kontrollmechanismen zurückzuführen ist. Unterstützungszahlungen an diese Institutionen werden oft ohne klare Konzepte und Leistungsaufträge ausbezahlt. Im Gegenzug fand die Forderung nach Assistenzbudgets, die den Behinderten mehr Unabhängigkeit und Selbstständigkeit geben würde, bisher wenig Gehör.

Verrechtlichung des IV-Verfahrens — Schliesslich nimmt die Justiz im gesamten IV-Verfahren eine wichtige Stellung ein, denn letztlich wird keine Rente ohne eine entsprechende rechtliche Verfügung der IV-Stelle gesprochen. Gerade im Bereich der Invalidität ist die Rechtsprechung besonders komplex, da medizinische Ursachen und der Kausalzusammenhang zwischen medizinischer Ursache und ihrer Auswirkung auf die Erwerbstätigkeit schwierig zu beweisen sind, insbesondere bei kaum objektivierbaren Gesundheitsbeeinträchtigungen. Dies ist mitunter ein Grund, weshalb es das Bundesgericht versäumt hat, mit seiner Rechtspraxis für die notwendige Klarheit zu sorgen. Die grosszügige Rechtsprechung des Bundesgerichtes eröffnete den Anwälten und mit ihnen den Betroffenen einen breiten Handlungsspielraum, den sie auszunützen wussten. Zudem war das Rechtsverfahren kostenlos, und der Rechtsschutz wurde in den letzten Jahre kontinuierlich ausgebaut, mit dem Resultat, dass sich die Gerichte heute mit einer Flut von Einsprachen gegen IV-Entscheide konfrontiert sehen. Das Bundesgericht hat seine Rechtsprechung jedoch in jüngster Zeit, wenn auch nicht in allen Bereichen, angepasst. Die Rechtsverfahren sind mittlerweile kostenpflichtig und das Bundesgericht darf den Sachverhalt in der Regel nicht mehr überprüfen.

Institutionelle Mängel und Barrieren

Neben den dargestellten Fehlanreizen sind es aber auch Governance-Probleme innerhalb der Institutionen sowie institutionelle Barrieren, die ein erfolgreiches und effektives Zusammenspiel zugunsten der Wiedereingliederung erschweren. Institutionelle Strukturen können als wesentlicher Grund für die Entwicklung der IV angesehen werden und sind deshalb nochmals speziell hervorzuheben.

Organisatorische Anlehnung an die AHV und personelle Engpässe — Eine klare Ursache für die steigenden Rentenzahlen ist in der organisatorischen Anlehnung der IV an die AHV sowie in der ständigen Knappheit personeller Ressourcen der IV zu suchen. Seit der Einführung der IV 1960 bis zur Gründung der kantonalen IV-Stellen 1995 im Rahmen der 3. IV-Revision übernahmen die Ausgleichskassen der AHV wesentliche Aufgaben im IV-Vollzug, so unter anderem auch die Abklärung der Anspruchsvoraussetzungen oder den Erlass von Verfügungen über Eingliederungsmassnahmen. Da aber die Haupttätigkeit der Ausgleichskassen das Ausrichten von Renten war, wurde der Eingliederungsauftrag vernachlässigt. Bei der AHV ist das Alter der Rentenbezüger gegeben, womit Kontrollen und andere Massnahmen entfallen.

Auch die Gründung von kantonalen IV-Stellen 1995 trug nur beschränkt zu einer Verbesserung der Situation bei, da faktisch viele der kantonalen IV-Stellen organisatorisch eng mit den AHV-Ausgleichskassen verbunden sind. Infolge der personellen Engpässe konnten die Anträge zudem nicht immer mit der nötigen Sorgfalt überprüft werden, was die Wahrscheinlichkeit positiver Rentenentscheide erhöhte. Schliesslich erwies sich die Durchführung von Eingliederungsmassnahmen viel aufwändiger als das Sprechen einer Rente.

Unklare Kompetenzabgrenzung und Anreize zum Abschieben — Je nach Ursache des Erwerbsausfalls im Schweizer System der sozialen Sicherheit sind unterschiedliche Institutionen zuständig, auch wenn das verfolgte Ziel – die Reintegration in den Arbeitsmarkt und die finanzielle Sicherung – und die zur Verfügung stehenden Massnahmen sehr ähnlich sind. Zu nennen sind neben der IV die ALV und die Sozialhilfe. Historisch ist ein Nebeneinander von Institutionen mit vielen Doppelspurigkeiten und Kompetenzabgrenzungsproblemen gewachsen, obwohl rechtlich die Zuständigkeit der einzelnen Institutionen eindeutig definiert ist.

Gleichzeitig ist der Anreiz hoch, Arbeitslose und Sozialhilfeempfänger in die IV zu überführen. Ein wesentlicher Faktor hierfür ist die Finanzierung, die über ganz unterschiedliche Kanäle erfolgt: Für die Finanzierung der Sozialhilfe sind die Gemeinden und Kantone zuständig, während die Invalidenversicherung hauptsächlich durch den Bund und die Beiträge der Versicherten und der Arbeitgeber finanziert wird. Insbesondere Gemeinden sind aus finanziellen Überlegungen daran interessiert, Sozialhilfeempfänger in die IV zu überweisen. Ähnliche Anreize bestehen zwischen der ALV und der IV. Der Grund ist auch hier in einer Bilanzverbesserung der eigenen Institution zu suchen. Diese Schnittstellenprobleme führen dazu, dass die Reintegrationschancen der Betroffenen nachhaltig reduziert werden.

Mangelhafte Aufsicht und politisches Desinteresse — Die Politik hat der Invalidenversicherung lange Zeit nur beschränkte Aufmerksamkeit geschenkt. Dazu hat auch die bereits erwähnte organisatorische Anlehnung der IV an der AHV beigetragen, da sich die IV nur langsam als eigenes Geschäftsfeld etablieren konnte. Das politische Desinteresse an der IV widerspiegelt sich auch in der Tatsache, dass im demokratischen Prozess nur ein Rahmengesetz festgelegt wurde. Im Bereich der IV gab es keine vorgeschriebenen Korrekturmassnahmen, die die Politik gezwungen hätten, die zu verabschiedenden Gesetze in regelmässigen Abständen auf ihre Notwendigkeit, ihren zweckmässigen Umfang und ihre Zielerreichung zu überprüfen. Entsprechend mussten viele zentrale Elemente – wie beispielsweise die Definition von Invalidität – in der Praxis durch die Gerichte festgelegt werden, was tendenziell zu einer Ausweitung der Rentenberechtigung beigetragen hat.

Das Gesetz beliess dem BSV viel Handlungsspielraum bei seiner Aufsichtspflicht. Die Verwaltung hätte beim IV-Vollzug einen sehr grossen Einfluss nehmen können, wenn sie ihre Aufsichtskompetenzen vollumfänglich ausgeschöpft hätte. Dies war lange Zeit nicht der Fall. So mussten die IV-Kommissionen und später die kantonalen IV-Stellen ihre Entscheide über eine Berentung oder berufliche Massnahmen der Aufsicht gegenüber nicht rechtfertigen. Im Verlauf der letzten Jahre hat das BSV zwar seine Aufsichtspflicht verstärkt wahrgenommen, doch gibt es nach wie vor Raum für Verbesserungen. Weder sind die verschiedenen Aufsichtsinstrumente in eine Gesamtstrategie integriert, noch hat sich eine Kooperation zwischen dem BSV und den IV-Stellen etabliert, die den Informationsfluss verbessern würde.

Die IV heute – ein sozialpolitischer Anachronismus?

Neben den dargestellten Fehlanreizen und institutionellen Schwächen sind es jedoch auch übergeordnete Entwicklungen, die einer angemessenen Funktionsfähigkeit der Invalidenversicherung heute entgegenstehen: die Globalisierung mit ihren Auswirkungen auf den Arbeitsmarkt, die wachsende Bedeutung der Gesundheit und die damit einhergehende Medikalisierung auch nicht-gesundheitlicher Probleme sowie eine zunehmende Individualisierung, mit der die Funktion des sozialen Netzes immer mehr an den Staat übertragen wurde. Diese gesamtgesellschaftlichen Entwicklungen haben sich in der Politik in unterschiedlicher, teilweise inkonsequenter Weise niedergeschlagen. So ist die schweizerische IV ein Sozialwerk des 20. Jahrhunderts, das sich in seiner Ausgestaltung an die Industriegesellschaft des 19. Jahrhunderts anlehnt, jetzt aber in der Dienstleistungsgesellschaft des 21. Jahrhunderts zur Anwendung kommt. Die Zuwachsraten insbesondere seit den 1990er-Jahren lassen vermuten, dass die IV zu einem «Auffangbecken» für Personen mit verschiedenen Leiden geworden ist, die nicht ausschliesslich mit der Arbeitswelt zusammenhängen, sondern generell auf Phänomene einer modernen, offenen Gesellschaft zurückzuführen sind.

Von der Industrie- zur Dienstleistungsgesellschaft — In der Industriegesellschaft des 19. Jahrhunderts befanden sich die meisten Arbeitsplätze in Fabriken und zeichneten sich durch grosse körperliche Anstrengung und hohe zeitliche Belastung aus. Geregelte Freizeiten wie Wochenenden und Ferien gab es kaum. Aufgrund des wachsenden politischen Drucks aus den Arbeiterklassen und im Willen, die wirtschaftlichen Konsequenzen aus den Lebensrisiken der Arbeiterschaft zu vermindern, schuf Bismarck die ersten Sozialversicherungen: 1883 das Krankenversicherungsgesetz, ein Jahr später das Unfallversicherungsgesetz und 1889 schliesslich das Invaliditäts- und Altersversicherungsgesetz. Diese waren richtungsweisend für die europäische Sozialpolitik. Auch heute sind es noch die «klassischen» Industriearbeiter, nämlich Bau- und Fabrikarbeiter, Automechaniker sowie das Reinigungspersonal, Abwarte und Strassenarbeiter, die das höchste Invaliditätsrisiko aufweisen (BUNDESRAT 2005b: 4485). Generell zeichnete sich die industrielle Arbeitswelt durch vertikal stärker differenzierte Arbeitsplätze aus: Es hatte für alle irgendwo einen Platz. Die Arbeitsstelle mit ihren Anforderungen veränderte sich kaum und die stete Beförderung war keine Ausnahme. Hingegen war das Risiko, aufgrund eines physischen Gebrechens dauerhaft erwerbsunfähig zu werden, höher. Entsprechend wurde die Invalidenversicherung ausgestaltet: Sie garantierte im Falle einer schwerwiegenden körperlichen Beeinträchtigung eine lebenslange Rente.

Ganz anders präsentiert sich die heutige Arbeitswelt der Dienstleistungen: Körperliche Anstrengungen sind seltener geworden, und einfachere Arbeiten sind mit der Automatisierung weitgehend verschwunden. Hingegen sind die Anforderungen nicht nur an die fachliche Qualifizierung und Effizienz, sondern auch an Eigenschaften wie Flexibilität und Belastbarkeit gestiegen. Auf- und Abstieg sind gleichermassen und viel unvermittelter möglich. Nicht mehr Unfälle, sondern Stress, Dauerbelastung und die Angst vor Arbeitsplatz- und/oder Statusverlust sind die Risikofaktoren. Gerade Stress und Depression werden ausgelöst durch das subjektive Gefühl, Situationen weniger kontrollieren zu können. So lässt sich etwa nachweisen, «dass mit der wirtschaftlichen

Entwicklung eines Landes der Anteil Psychischkranker (vor allem der Depressiven und Angstkranken) steigt» (NZZ 2007a). IV-Renten aufgrund psychischer und anderer schwierig objektivierbarer Leiden haben denn auch überproportional zugenommen – auch wenn internationale Studien immer wieder die hohe Arbeitsplatzzufriedenheit in der Schweiz belegen.

Die Veränderungen in der Arbeitswelt, allen voran deren Dynamik und die damit verbundenen Anforderungen an die Flexibilität aller Beteiligten, machen eine lebenslange Rente somit letztlich attraktiver als einen unsicheren Arbeitsplatz, diskontinuierliche Karrieren und die Notwendigkeit, sich fortlaufend neue Kompetenzen anzueignen. Plausibel ist in diesem Zusammenhang, dass nur der kleinste Teil der IV-Renten an selbstständig Erwerbende geht. Trotz grösster Zunahme der Beschäftigten im Bereich der «Ich-AG» lag das Invaliditätsrisiko im Jahr 2003 bei Selbstständigerwerbenden bei 0,21 Prozent, bei Angestellten hingegen bei 0,76 Prozent (BUNDESRAT 2005b: 4486). Unabhängig davon, ob man diesen Umstand dahingehend deutet, dass Angestellte einfach häufiger krank werden oder dass es im Gegenteil die besonders Gesunden (und Mutigen) sind, die sich selbstständig machen: Die gängige Praxis der Auszahlung einer lebenslangen Rente hat den Wandel von der von Kontinuität geprägten Industrie- zur dynamischen Dienstleistungswelt nicht in genügendem Mass nachvollzogen.

In diesem Zusammenhang ist nicht von der Hand zu weisen, dass auch Rezessionen zur Zunahme des Defizits in der Invalidenversicherung beigetragen haben. Bei tiefen Reallöhnen sinkt der Wert einer Beschäftigung relativ zum Wert einer Invalidenrente. Gleichzeitig sind die Arbeitgeber einem höheren Spardruck ausgesetzt und nehmen Stellenkürzungen vor, von denen vor allem schlecht qualifizierte, ältere Arbeitnehmer betroffen sind, die dann nicht selten in der Invalidenversicherung landen. In vielen Ländern ging der wirtschaftliche Abschwung denn auch Hand in Hand mit einer Erhöhung der Invalidenquoten.

Vollständiges Wohlbefinden als Massstab — Auch der stark gestiegene Stellenwert des Gutes Gesundheit ist nicht spurlos an der IV vorbeigegangen. Dank besserer Ernährung und medizinischem Fortschritt ist die Lebenserwartung über die letzten Jahrzehnte kontinuierlich gestiegen. Damit ist die Gesamtanzahl der IV-Rentner – trotz sinkender Neurentenquote – gestiegen. Zudem wurden die medizinischen Leistungen stärker genutzt, nicht zuletzt deshalb, weil die Betroffenen nicht selbst dafür aufkommen müssen.

Hinter dieser quantitativen Entwicklung steckt jedoch ein tiefgreifenderes, qualitatives Phänomen. Insbesondere die Übernahme der WHO-Definition von Gesundheit aus dem Jahr 1946 blieb nicht ohne Wirkung auf die nationalen Gesundheitssysteme und ihre Kosten. Mit ihr wurde ein prinzipiell unbegrenztes Wachstum der Gesundheitsleistungen eingeleitet, das immer schwieriger zu finanzieren ist. Gesundheit, ursprünglich definiert als die Abwesenheit von Krankheit und Gebrechen, wird neu positiv umschrieben als «ein Zustand vollkommenen körperlichen, geistigen und sozialen Wohlbefindens». Damit hat sich das, was wir als «krank» empfinden, von einem physischen und/oder geistigen Leiden zu einer generellen «schlechten Befindlichkeit» gewandelt. Auf medizinischer Seite der IV wurden so immer mehr «multidisziplinäre» Abklärungen verlangt, was es tendenziell immer schwieriger macht, Krankheit und Gesundheit sauber abzugrenzen. Für das System der Invalidenversicherung bedeutet das auch eine Ausweitung der Symptome und Diagnosen.

Problematisch an dieser neuen Definition von Gesundheit ist nicht nur, dass sich der individuelle Zustand über subjektive Kriterien und Massstäbe definieren lässt. Entscheidend ist vielmehr, dass neben physischen auch soziale und persönliche Leiden «Krankheiten» auch im Sinne der Versicherung darstellen können. Dieser Trend der Medikalisierung hat dazu geführt, dass immer mehr soziale Probleme – Scheidung, Konkurrenz- und Stressgefühle, Arbeitsplatzverlust oder die Angst davor – pathologisiert werden und damit versicherungsrelevant geworden sind. Anders als heute wurden so genannte psychisch-reaktive Störungen bis Mitte der 1980er-Jahre nicht als Invaliditätsgrund anerkannt.

Der Zuspruch von Renten auch für diffuse, medizinisch schwer bis kaum nachweisliche Leiden ist der wesentliche Grund für die starke Zunahme von IV-Fällen seit den 1990er-Jahren. Aus einzelnen neuen Symptomen entwickelt sich sehr oft eine entsprechende Praxis mit ihren eigenen Begrifflichkeiten und Therapien. So gibt es das «Schleudertrauma» vor allem in der Deutschschweiz; in der Westschweiz ist dieses Symptom bisher jedoch weitgehend unbekannt. Das in Deutschland häufige Symptom der «Posttraumatischen Verbitterungsstörung» hingegen gibt es in der Schweiz noch nicht (DUMMERMUTH 2006: 13).

Funktionaler Gesundheitsbegriff — Gesundheit ist jedoch nicht nur an das individuelle Wohlbefinden, sondern – gerade im Kontext der IV – an die gesellschaftliche «Funktionsfähigkeit» gebunden. Damit wird eine weitere Kontextabhängigkeit etabliert, die sich nahezu unbegrenzt erweitern lässt und die Begründung einer Arbeits- oder Erwerbsunfähigkeit aus dem Umfeld heraus immer plausibler macht. In der modernen Industriegesellschaft hat sich die Definition von Gesundheit von der rein medizinischen hin zur sozialen Herleitung verschoben und das Kriterium der gesellschaftlichen Funktionalität eingeführt: Gesund ist, wer «sozialtauglich» ist, bzw. wer nicht arbeits- oder leistungsfähig ist, ist krank.

Diese Entwicklung hin zu einem umfassenden, auf die Funktionalität des Einzelnen ausgerichteten Gesundheitsbegriffs bedeutet historisch eine Umkehrung früherer Verhältnisse. Michel FOUCAULTS medizin- und psychologiehistorischen Analysen des 17. Jahrhunderts zeigen, dass die Arbeitsfähigkeit und die moralische Konformität des Einzelnen je nach konjunktureller Lage unterschiedlich bewertet und entsprechend «behandelt» wurden. In einer Mischung aus Klinik und Strafanstalt (in England «houses of correction») wurden Arbeitslose, Müssiggänger und Vagabunden untergebracht. In Zeiten wirtschaftlicher Prosperität wurden sie beschäftigt und damit «in den Dienst der allgemeinen Prosperität» gestellt, in Krisenzeiten hatten diese Anstalten primär die Funktion, Arbeitslose zu absorbieren. Erst in den Krisen des 18. und 19. Jahrhunderts begann man, zwischen «kräftigen Armen» und «kranken Armen» zu unterscheiden, wobei Letzteren Fürsorge zugute kam und Ersteren so rasch wie möglich Arbeit verschafft werden sollte. In dieser Unterwerfung des Körpers unter das Paradigma der ökonomischen Nützlichkeit sah FOUCAULT den Grund für das Aufkommen der Disziplinierungsanstalten, in denen Abweichung von dieser Nützlichkeit durch Isolation und Arbeitszwang kuriert werden sollten mit dem Ziel, die Betroffenen wieder in den Arbeitsprozess rückzuführen (FOUCAULT 1969).

Mit ähnlicher Herleitung, jedoch aus gegenteiliger Perspektive, so könnte man folgern, steht heute nicht die Disziplinierung des Einzelnen, sondern seine Verschonung vor entsprechenden gesellschaftlichen Anforderungen im Zentrum. Ziel ist nicht mehr die Wiedererlangung der «Nützlichkeit», sondern eher die Entlastung davon; Mittel dazu ist nicht mehr die Strafe, sondern die Hilfe, und zwar unabhängig davon, in welchen Grad der Abhängigkeit sie führt. Denn gerade die Berentung von psychischen Leiden kann zu Isolation und zum Ausschluss aus der Gesellschaft führen, was die Rentenabhängigkeit erst recht befördert.

Vom sozialen zum sozialstaatlichen Netz — Neben diesen Veränderungen von Arbeitswelt und Gesundheitsbegriff ist die gesellschaftliche Entwicklung im 20. Jahrhundert von einer fortschreitenden Individualisierung geprägt. Das soziale Netz, bestehend aus Kernfamilie und engerer Verwandtschaft, der Nachbarschaft und auch dem engeren Umfeld am Arbeitsplatz, hat an Bedeutung verloren oder ist teilweise gar gänzlich aufgebrochen. Betreuungs- und Unterstützungsaufgaben, die innerhalb der Familie geleistet wurden, wurden zunehmend an den Staat delegiert bzw. konnten an ihn delegiert werden. Denn es ist nicht unwahrscheinlich, dass nicht nur die Individualisierung ein stärkeres staatliches Netz notwendig machte, sondern umgekehrt die Etablierung staatlicher sozialer Einrichtungen den Einzelnen sukzessive von eigenen Hilfeleistungen entlastete.

Diese Entwicklung hat die Ausgestaltung und Nutzung nicht nur der IV, sondern aller sozialstaatlichen Einrichtungen nachhaltig geprägt. Zum einen hat der Bezug staatlicher Unterstützung seinen ursprünglichen Tabucharakter verloren: Weder weiss man in der Nachbarschaft darüber Bescheid, wer eine IV-Rente oder Sozialhilfe bezieht, noch würde man sich lange damit aufhalten – der Bezug staatlicher Unterstützungsgelder ist Privatsache. Zum anderen hat die Anspruchshaltung gegenüber dem Sozialstaat zugenommen. Der Bürger vertraut nicht nur auf den Staat und seine Unterstützung als Hilfe in Not, sondern versteht sich gegenüber den Sozialwerken immer mehr als «Kunde», auf deren Dienstleistungen er ein Anrecht hat.

Dass negative Rentenentscheide der IV immer häufiger vor Gericht angefochten werden – von besser informierten Bürgern, unterstützt durch Selbsthilfe- und Behindertenorganisationen, die sich ein beachtliches juristisches Fachwissen angeeignet haben, und von Anwälten, die sich auf das Erstreiten von Renten spezialisiert haben –, ist ein weiteres Zeichen für das gestiegene Anspruchsdenken. Die Parlamentarische Verwaltungskontrolle zieht in ihrem Bericht zuhanden der Geschäftsprüfungskommission des Ständerates dazu folgendes – sehr vorsichtig formuliertes – Fazit: «Eine übersteigerte Anspruchsmentalität kann bis zum Missbrauch von IV-Leistungen seitens der Versicherten führen» (Parlamentarische Verwaltungskontrolle 2005: 20). Eine Rente zu erhalten, ist nicht mehr eine Notlösung, sondern eine Handlungsoption.

Sozialversicherung als «Gesellschaftsvertrag» — Im Zuge dieser Entwicklung haben sich der Charakter und die Rolle einer Sozialversicherung grundlegend verändert. Im Prinzip muss die IV bzw. jedes Sozialsystem, das für den Ausgleich unverschuldeter Notlagen sorgt, als eine Art «Gesellschaftsvertrag» angesehen werden, der nur dann funktioniert, wenn sich alle gleichermassen an ihn gebunden fühlen, und zwar sowohl in Bezug auf ihre Rechte als auch auf ihre Pflichten. Das Sozialsystem beruht – wie jede Versicherung – auf dem Grundsatz von Treu und Glauben, der Behörden wie Privaten rechtsmissbräuchliches und widersprüchliches Verhalten verbietet. Seine Funktionalität ist damit nur so lange gegeben, wie es niemand über Gebühr strapaziert, insbesondere dann, wenn man zu seiner Mitfinanzierung verpflichtet ist. Voraussetzung ist zudem, dass sich die Bevölkerungsgruppen, mit denen man sich solidarisch erklärt, und die Bevölkerungsgruppen, die durch die sozialstaatlichen Leistungen erreicht werden, relativ weitgehend decken.

Hier hat die Mobilität von Personen und Werktätigen in unterschiedlichen Dimensionen für neue Herausforderungen gesorgt. Zum einen sieht die Gruppe der international mobilen und gut ausgebildeten Menschen nicht mehr notwendigerweise das Herkunftsland als natürlichen Bezugspunkt ihrer Identität und Solidarität. Zum anderen kann die Zuwanderung von Werktätigen und anderen Personen die empfundene Solidarität grosser Bevölkerungsgruppen auf die Probe stellen. So muss etwa die Frage, warum z.B. der Anteil der Ausländer in der Sozialhilfe höher liegt als derjenige der Schweizer, offen angegangen werden, insbesondere dann, wenn der Verdacht im Raum steht, sie würden andere Spielregeln anwenden. Die Identifikation mit staatlichen Einrichtungen ist bei direktdemokratisch einbezogenen Bürgern ausgeprägter als bei Menschen, die in ihrem Herkunftsland primär gegen den Staat kämpfen mussten. Um eine – reelle und empfundene – Asymmetrie zwischen der (verpflichteten) Solidargemeinschaft und den (potenziellen) Leistungsbezügern zu vermeiden, bedarf es einer grösseren Transparenz – auch als Voraussetzung für einen offenen und aufklärerischen gesellschaftlichen Diskurs darüber, wer unter welchen Bedingungen, d.h. unter Erbringung welcher Vor- oder Gegenleistungen, Anrecht auf soziale Leistungen hat. Andernfalls besteht die Gefahr, dass die Akzeptanz der Sozialsysteme in Frage gestellt wird oder gar zur Verfestigung von stereotypen Vorurteilen führt.

15 / HERAUSGEFORDERTER SOZIALSTAAT

Die dargestellten grossen Veränderungen – Globalisierung, Medikalisierung und Individualisierung – haben dazu geführt, dass sich die IV zu einem «Auffangbecken» für Problemfälle entwickelt hat, die nicht mehr ausschliesslich medizinisch bedingt sind. Sie ist damit – überspitzt formuliert – zu einer Versicherung gegen den Wandel in der Gesellschaft mutiert, der sich durch weniger lineare berufliche Karrieren, ein diffizileres Gesundheitsempfinden und lockerere private Netze auszeichnet, zu einem System, das vielfältigen Unsicherheiten eine sichere Rente zumindest als Option gegenüberstellt (vgl. auch BUNDESRAT 2005b: 4490f.) und damit nicht nur den Bedürftigen hilft, sondern auch die Schlauen belohnt.

Die Diskussionen über Analysen und Korrekturen an Fehlanreizen – so notwendig sie sind – beschränken sich weitgehend auf Fachkreise, während sozialpolitische Probleme in der öffentlichen und politischen Debatte eher über Grundsatzpositionen verhandelt und entschieden werden. Sie münden nicht selten in die Frage, in welchem Mass und aufgrund welcher Kriterien Menschen, die, weil sie alt, krank, arbeitsunfähig, unzulänglich qualifiziert oder aufgrund ungünstiger wirtschaftlicher Entwicklungen nicht in der Lage sind, ihr Einkommen am Markt zu erzielen, unterstützt und aufgefangen werden können und sollen. – Dass sich diese Auseinandersetzung in der Schweiz an der IV entzündet hat, ist aufgrund ihrer Tendenz, als «Auffangbecken» zu fungieren, kein Zufall, da sich dort das beitragsfinanzierte Versicherungs- und das steuerfinanzierte Umverteilungsprinzip überschneiden.

Zweck und Mass sozialstaatlicher Einrichtungen – über die IV hinaus – müssen grundlegend überdacht werden. Denn das spürbare «Unbehagen im Sozialstaat» – gleichsam das Gegenstück zur «Behaglichkeit» der sozialen Errungenschaften – stellt eine der grössten politischen Herausforderungen der nächsten Jahre dar. Gerade in der direkten Demokratie spielt die Glaubwürdigkeit sozialer Einrichtungen eine besonders grosse Rolle, weshalb neben dem bisherigen Fokus auf Ineffizienzen auch grundsätzliche Fragen wie jene nach Mass, Ziel und Gerechtigkeit sozialstaatlicher Institutionen diskutiert werden müssen.

Sozialpolitische Bruchstellen und Referenzpunkte

Die Anpassung der historisch gewachsenen sozialstaatlichen Einrichtungen an die Herausforderung des globalen Wettbewerbs und der demographischen Entwicklung steht in allen westlichen Staaten zuoberst auf der politischen Agenda. Systemkorrekturen bedingen jedoch die Kenntnis und die Vermittlung derjenigen Faktoren, die zum Ausbau des Sozialstaats bis zu seinem heutigen Volumen geführt haben. Und sie bedürfen gewisser Referenzpunkte, an denen sich heute ein Sozialstaat orientieren muss, der nicht nur effizient sein will, sondern auch für sich in Anspruch nimmt, gerecht zu sein.

Gerechtigkeit und Gleichheit — Die Idee der Gerechtigkeit in ihrer Legitimationsfunktion in Bezug auf Herrschaft und Güterverteilung verweist immer auf das Prinzip der Gleichheit. Strittig und von politischer Brisanz ist jedoch die Frage, was Gleichheit meint und wem somit Gerechtigkeit geschuldet wird. Im Grundsatz kann zwischen einer liberalen Gleichheitsauffassung, die sich auf Leistungen und Verdienste bezieht («equality of opportunity»), und einer sozialistischen Gleichheitsauffassung, die von gleichen Bedürfnissen ausgeht und den gleichen Wohlstand für alle («equality of result») anstrebt, unterschieden werden. Bezogen auf die sozialstaatliche Umverteilung können daraus drei Distributionsstufen abgeleitet werden.

Die erste Stufe staatlichen Eingriffs in das Sozialgefüge seiner Bürgerinnen und Bürger basiert auf dem Grundsatz der Gleichheit der Rahmenbedingungen (Strukturegalitarismus). Der Staat beschränkt seine Ausgleichspolitik auf den Bereich der strukturellen Voraussetzungen individueller Lebensführung, also auf gesetzliche Grundlagen und institutionelle Rahmen. Auf diesem Gerechtigkeitsverständnis beruht etwa die amerikanische DECLARATION OF INDEPENDENCE der Vereinigten Staaten von 1776, in der «the pursuit of happiness» , nicht jedoch «happiness itself» ein vom Staat zu garantierendes Grundrecht darstellt. Der Staat sichert lediglich die institutionellen Rahmenbedingungen individuellen Handelns durch Rechtsgleichheit im ökonomischen, politischen und rechtlichen Bereich.

Die zweite Stufe basiert auf der Idee der Chancengleichheit (Ressourcenegalitarismus). Ziel ist, die Startbedingungen individueller Lebenskarrieren und damit die natürlichen und sozialen Ressourcen möglichst anzugleichen. Bezogen auf das Schulsystem etwa kann der Staat gemäss diesem Gerechtigkeitsverständnis zusätzlich zum üblichen Unterricht Stützkurse und andere Massnahmen für schulisch schwächere Kinder anbieten, um einen möglichst vergleichbaren Schulabschluss als Startchance für das Berufsleben zu gewährleisten.

Die dritte Stufe staatlichen Eingriffs und Ausgleichs strebt die Ergebnisgleichheit (Wohlfahrtsegalitarismus) an. Sie nimmt sich vor, die Ergebnisse des individuellen Handelns derart umzuverteilen, dass alle vom Erfolg profitieren und dieselbe Wohlfahrt geniessen können.

Die philosophische und dennoch sehr konkrete politische Frage nach der Definition und Umsetzung der Prinzipien Gerechtigkeit und Gleichheit lautet also: Wollen wir über die sozialen Einrichtungen gleiche Rahmenbedingungen festsetzen, für gleiche Startchancen sorgen oder den gleichen Lebensstandard für alle erreichen? Der libertären Argumentation zufolge schränkt jeder Schritt, der über die Herstellung der Rechtsgleichheit und damit über den Strukturegalitarismus hinausgeht, die individuelle Handlungsfreiheit ein, weshalb die Beschränkung auf die erste bzw. unterste Stufe sozialstaatlicher Eingriffe geboten wäre. Aus liberaler – und ökonomischer – Perspektive hingegen ist auch ein gewisses Mass an staatlichen Bemühungen um gleiche Startchancen von allgemeinem Interesse, was eine Anlehnung an den Ressourcenegalitarismus rechtfertigt. Die Ergebnisgleichheit hingegen würde jegliche individuelle Motivation zerstören – oder gesellschaftliche Experimente wiederholen, die kläglich und nach grossem menschlichem Leid gescheitert sind.

Die entscheidende Frage lautet somit, ab wann und in welchem Mass der Einzelne im freien Markt seinen eigenen Leistungen und Verdiensten überantwortet werden soll.

Von der (Not-)Hilfe zum Ausgleich — Die sozialstaatlichen Unterstützungsleistungen sind seit der Einrichtung der ersten Institutionen stetig ausgeweitet worden. Seit der Schaffung der Sozialwerke Ende des 19. Jahrhunderts hat sich der gesellschaftliche Umgang mit jenen, die aus dem «normalen» Arbeits- und Leistungsprozess, aus welchen Gründen auch immer, rausfallen, stark verändert. Zu Beginn ging es darum, die existenzielle Not der Arbeiterschaft zu lindern. Anfangs partizipierten denn auch nur rund ein Fünftel der Erwerbstätigen und weniger als ein Zehntel der Bevölkerung an den Leistungen der Sozialversicherungen, die zudem so gering ausfielen, dass nicht einmal das Existenzminimum gesichert war. Im deutschen Grundgesetz wurde die Sozialstaatlichkeit nach dem Zweiten Weltkrieg verankert, und ihre Instrumente wurden in der Folge zunehmend ausgebaut.

Auch in der Schweiz hatte die Sozialpolitik bis zum Ende des Zweiten Weltkriegs den Charakter einer Minimalabsicherung. Ihr Zweck war es, in Krisenmomenten die für die Armenfürsorge zuständigen Gemeinden vor finanzieller Überlastung zu schützen, die Zuspitzung sozialer Spannungen zu verhindern und Armut zu lindern. Die erste sozialpolitische Einrichtung war das nach dem Vorbild des Kantons Glarus vom Bund 1877 verabschiedete Fabrikgesetz, das Arbeitszeiten, den Lohnzahlungsmodus und die Haftpflicht bei Betriebsunfällen regelte.

Die sozialpolitische Debatte über die Versicherung von Unfall, Krankheit und Alter in der Schweiz wurde unter anderem durch den Anstoss aus dem Deutschen Reich belebt. Das Bundesgesetz betreffend die Krankheit- und Unfallversicherung (KVUG), das gleichzeitig die Militär-, Kranken- und Unfallversicherung umfasste, scheiterte jedoch am Referendum. In der Folge wurde die Militärversicherung separat geregelt. 1911 traten das Bundesgesetz über die Kranken- und Unfallversicherung in Kraft, 1914 die Bestimmungen über die Krankenkassen und 1918 jene der Unfallversicherung, die damals nur für Arbeitnehmer obligatorisch war und einzig durch die SUVA vollzogen wurde. 1924 dann wurde das Bundesgesetz über die Beitragsleistungen an die Arbeitslosenversicherung verabschiedet (DEGEN 2007: 25f.), die aber nicht obligatorisch war. Erst nach 1945 wurde die AHV beschlossen und erst 1985 durch die obligatorische zweite Säule ergänzt. 1960 wurde die IV eingerichtet, nach und nach die Kranken- und Unfallversicherung revidiert und – 60 Jahre nach dem Verfassungsauftrag – 2005 schliesslich die Mutterschaftsversicherung eingeführt.

Heute verfügt die Schweiz über ein Netz von zehn Sozialversicherungszweigen, die teilobligatorische berufliche Vorsorge sowie die Sozialhilfe, die in ihrer Gesamtheit ein jährliches Volumen von rund 130 Milliarden Franken ausmachen. Diese sozialstaatlichen Institutionen haben in je unterschiedlichem Mass Umverteilungs- und Grundsicherungskomponenten. Ihre

Massnahmen reichen von der kurzfristigen (und begrenzten) Überbrückung der Arbeitslosigkeit über die Kompensation von Gesundheitsschäden und Leiden bis zur dauerhaften Existenzsicherung mit teilweisen Zusatzgarantien zur Erhaltung des Lebensstandards. Entsprechend wird die Gesamtheit dieser Einrichtungen sowohl über spezifische Prämien als auch über allgemeine oder spezielle Steuern finanziert.

Die «grosse Verschiebung» — Das Wachstum des Sozialstaats ist auf verschiedene Faktoren zurückzuführen. Zunächst wurden immer mehr Risiken versichert und die Leistungen laufend erhöht. Aufgrund der höheren Lebenserwartung stieg der Anteil der Bevölkerung, der Leistungen bezieht, kontinuierlich an. Da zudem die finanziellen Leistungen an die Lohnentwicklung gekoppelt wurden – während umgekehrt etwa die Altersgrenze für Rentenzahlungen nicht an die Lebenserwartung angepasst wurde –, erhöhten sich die Sozialausgaben mit wachsender Prosperität. Schliesslich haben die Sozialversicherungen ihre eigene «doppelte Lobby» geschaffen: Die Politiker sprechen über eine Ausdehnung der Leistungsangebote neue Wählerschaften an; die wachsende Zahl der Angestellten der Sozialbürokratie strebt aufgrund der Erfahrungen in der eigenen Arbeit, aber auch aus Eigeninteresse mehr Kompetenzen und Mittel an.

Während die politischen Rechte in der Geschichte von oben nach unten erweitert wurden, dehnte sich das Anrecht auf sozialstaatliche Unterstützung von unten nach oben aus. So wurden die Pflichtversicherungen, die ursprünglich für Industriearbeiter und minderbemittelte Angestellte eingerichtet worden waren, schrittweise auf die besser verdienenden Erwerbstätigen, dann auf die Selbstständigen und schliesslich auf die gesamte Wohnbevölkerung ausgedehnt. Dies hat zu einer gewaltigen Verschiebung des politischen Bewusstseins geführt. Die Sozialpolitik der Nachkriegszeit zielte «nicht mehr auf die Besserstellung der Arbeiterschaft, sondern auf die generelle Korrektur der Folgen der ungleichen Einkommensverteilung ab. Begünstigte fanden sich in wachsendem Ausmass in den Mittelschichten» (DEGEN 2007: 37). Die Idee der politischen Gleichheit, wie sie in der Demokratie (weitestgehend) verwirklicht werden konnte, ist damit zum Anhaltspunkt und zur Richtschnur einer breit ausgelegten Sozialpolitik geworden, die eine möglichst umfassende, auch wirtschaftliche Gleichheit für alle anstrebt.

So wie die Etablierung der ersten sozialstaatlichen Institutionen auch von den Eliten getragen war, denen es darum ging, die wachsende Arbeiterschaft in die bestehende Gesellschaftsordnung zu integrieren, hat auch die Ausweitung sozialstaatlicher Einrichtungen auf breite Teile der Mittelschicht stabilitätspolitische Aspekte. Selbst in der liberalen Tradition von Friedrich August von HAYEK und James M. BUCHANAN sind sozialstaatliche Institutionen ein Gebot der Klugheit, weil staatliche Transferleistungen gerade in ökonomisch schwierigeren Zeiten eine stabilisierende Wirkung haben.

Dennoch hat der Ausbau der sozialstaatlichen Leistungen deren Niveau derart erhöht, dass sie nicht mehr nur möglichst sämtliche Risiken und «Fälle» absichern, sondern aufgrund mangelnder Koordination mitunter sogar zu Überentschädigungen führen (KIESER 2007: 177), mit dem Resultat, dass besser gestellt ist, wer seinen Lebensunterhalt mit Transferleistungen statt durch eigene Arbeit bestreitet. Zusammengenommen hat dieses ausgebaute Sozialsystem dazu geführt, dass sich der Abstand zwischen dem Lebens-standard derjenigen, die von staatlichen Leistungen leben, und jenen, die für sich selbst sorgen, spürbar verringert hat. In einer wachsenden Zahl von Fällen hat sich dieses Verhältnis gar umgekehrt. Wenn dies auch zu einem guten Teil auf Ineffizienzen im System zurückzuführen ist, die mit entsprechenden Reformen behoben werden können, stellt sich dennoch die Frage, an welchem Massstab und Gerechtigkeitsbegriff sich von der Allgemeinheit finanzierte Unterstützungsleistungen orientieren.

Egalitaristisches Minimum — Voraussetzung für die notwendigen Korrekturen ist die Definition jenes Minimums, das der Staat denen, die nicht für sich selbst sorgen können, zukommen lassen muss. Analog zu den drei Distributionsstufen kann sich eine strikt wirtschaftsliberale Position auf den Grundsatz «Jedem nach seiner Leistung» zurückziehen, während der Sozialismus für das Prinzip «Jedem nach seinen Bedürfnissen» plädieren würde. Die Position des egalitären Liberalismus hingegen sieht im Staat auch ein Vehikel der Verteilungsgerechtigkeit, deren primäre Aufgabe es ist, im Sinne des Ressourcenegalitarismus ungleiche – natürliche und soziale – Startbedingungen im Interesse einer Chancengleichheit anpassen. So gesehen geht es in der liberalen Position um «gleiche Freiheit und nicht um die Gleichheit des Glücks» (KOHLER 2006: 48).

Der liberale Sozialstaat orientiert sich am Leitbild des autonomen, selbstständigen und selbstverantwortlichen Bürgers. Dieses basiert auf der anthropologischen Prämisse, gemäss deren «das Gelingen menschlichen Lebens nicht in erster Linie vom Sozialleistungssystem abhängt, sondern von der Bereitschaft und der Fähigkeit des einzelnen Menschen, Initiativen zu ergreifen, Anstrengungen auf sich zu nehmen und Leistungen zu erbringen» (KERSTING 2000: 72). In diesem Sinne verpflichtet das Subsidiaritätsprinzip zur Zurückhaltung. Sozialwerke müssen – wie die Entwicklungshilfe – als «Hilfe zur Selbsthilfe» verstanden und ausgestaltet werden und sich auf ein «egalitaristisches Minimum» reduzieren. Dazu gehören zum einen die Versicherung von Elementarrisiken, die es den Einzelnen erlaubt, sich im Arbeitsmarkt ohne ständige existenzielle Sorgen zu bewegen, zum andern jene Dinge, die für eine anständige und menschenwürdige Lebensführung erforderlich sind, wozu in der Regel Nahrung, Kleidung, Wohnung und medizinische Notfallversorgung zählen. Da jedoch die Definition dieses «Existenzminimums» – wie jene von «Armut» – relativ ist, ist auch hier die Grenze dort anzusetzen, wo der Anreiz, das System zu missbrauchen, grösser wird als der Anreiz, zu arbeiten und für sich selbst zu sorgen. Und die Finanzierung aller über die Absicherung von Elementarrisiken hinausgehenden Versicherungsbedürfnisse darf aus Gründen der Fairness nicht der Allgemeinheit aufgebürdet werden.

Indem die staatlichen Leistungen in genügendem Abstand zum möglichen Erwerbseinkommen angesetzt werden, fördert und fordert der Staat Eigenverantwortung und die Leistungsbereitschaft des Einzelnen. Insofern sind die ausgeweiteten sozialstaatlichen Leistungen wieder zurückzusetzen auf definierte Bedürfnisse, auf die auf der Basis verrechtlichter Anspruchsgrundlagen und Auszahlungsverpflichtungen kompensatorisch reagiert werden kann. Das heisst: Wo immer möglich, bildet ein eigenes Erwerbseinkommen oder eigene Arbeit – unter Umständen auch als Bürgerdienst – die Basis für staatliche Unterstützung.

Sozialstaat in einer globalisierten Arbeitswelt

Die Frage, welches Mass an ausgleichender Gerechtigkeit wir uns künftig leisten wollen und können, stellt sich insbesondere im Kontext eines zunehmend globalisierten Arbeitsmarkts. Die globale Arbeitsteilung führt in den westlichen Ländern, insbesondere im Zuge der demographischen Entwicklung, zu einer verstärkten Nachfrage nach qualifizierten Arbeitskräften. Diese stellt immer höhere Anforderungen nicht nur an fachliche Qualifikationen. Vor allem aber sind Flexibilität und Innovationsfähigkeit der Arbeitnehmerinnen und Arbeitnehmer Eigenschaften, die immer mehr gefragt sein werden. In besonderem Masse wird dabei die Flexibilität in Bezug auf die eigene Laufbahn gefordert sein, denn von einer linearen Karriere kann immer weniger ausgegangen werden. Der Trend hin zur Gründung und Etablierung kleinerer und klein(st)er Dienstleistungsunternehmen, die ein Höchstmass an beruflicher Wendigkeit und persönlicher Risikobereitschaft voraussetzen, wird zunehmen. Damit wird es immer mehr verschiedene Formen von selbstständiger Erwerbstätigkeit geben. Umgekehrt können zu hohe staatliche Leistungen negative Beschäftigungsanreize auslösen, womit eine «Sozialstaatsfalle» droht, die letztlich die Finanzierung des Systems untergräbt. Schliesslich können hohe Sozialabgaben in der globalen Arbeitsteilung zu einem negativen Standortfaktor werden.

Ziel und Aufgabe sozialstaatlicher Massnahmen ist es, Not zu lindern, also Armut zu bekämpfen, soziale Desintegration zu verhindern und die Entscheidung für riskante, aber gesellschaftlich nutzbringende Lebenswege des Einzelnen durch bestimmte Versicherungen bzw. Absicherungen zu befördern. Die Verhinderung der sozialen Desintegration geschieht in erster Linie über eine möglichst breite Integration in den Arbeitsmarkt, die sich in einer hohen Beschäftigungsquote niederschlägt. Gerade die Integration in den Arbeitsmarkt ist existenziell, denn es ist unbestritten, dass eine lang anhaltende Arbeitslosigkeit ein wesentlicher, wenn nicht der Faktor schlechthin ist, der zur Erosion der sozialen Beziehungen führt.

Die verschiedenen Staaten haben hier unterschiedliche Wege eingeschlagen. Deutschland etwa setzt auf verhältnismässig hohe Renten, einen starken Kündigungsschutz und komfortable Frührenten; der Arbeitsausfall wird also grosszügig kompensiert. So ist Deutschland bei der Armutsbekämpfung zwar eher erfolgreich, nicht jedoch bei der Arbeitsplatzbeschaffung und -integration. Die USA und England hingegen, die mit der so genannten negativen Einkommenssteuer eine individuelle Gegen- bzw. Vorleistung als Bedingung für den Erhalt staatlicher Transferleistungen voraussetzen und damit den Leistungsstandard tief ansetzen, fördern zwar die Beschäftigung, sind jedoch weniger erfolgreich bei der Armutsbekämpfung. Die nordischen Staaten schliesslich setzen auf hohe Sozialausgaben und Steuern, im Gegenzug aber auf geringen Kündigungsschutz und aktivierende Sozialpolitik, wodurch sie bei der Arbeitsplatzbeschaffung und bei der Verhinderung von Armut erfolgreich sind, allerdings unter relativ hohem steuerlichem Aufwand (SAPIR et al. 2005). Die Invalidenversicherungen sind hingegen in praktisch allen genannten Sozialstaatmodellen ähnlich, das heisst primär als Versicherung, ausgestaltet. Unterschiedliche Akzente legen die Länder jedoch bei den Anreizen und Wiedereingliederungsmassnahmen. So zeichnen sich die skandinavischen Staaten durch hohe (finanzielle) Anstrengungen in der Wiedereingliederung aus. Aufgeschreckt durch sehr hohe Invalidisierungsraten begannen die Niederlande, die Arbeitgeber auch finanziell stark mit einzubeziehen. In den USA hingegen sind die Kriterien für die Zusprache einer (sehr tiefen) Invalidenrente so strikt gefasst, dass praktisch nur jene eine Rente erhalten, deren Wiedereingliederung in den Arbeitsmarkt sehr unwahrscheinlich ist.

In Anlehnung an die dargestellten Grundsätze und mit Blick auf die Erkenntnisse aus der Analyse der schweizerischen IV sollen deshalb – unter Rückgriff auf in anderen Ländern erprobte Lösungen – gewisse Prinzipien genannt werden, die bei Reformen zu beherzigen wären.

Versicherungsprinzip mit Anpassungen — Das Ziel einer Versicherung ist es, von aussen gegebene Schadenereignisse auf möglichst viele Schultern zu verteilen. Im reinen Versicherungsprinzip hinge die zu bezahlende Prämie einzig von der Wahrscheinlichkeit und der Höhe des Schadens ab. Es werden weder Vorleistungen noch Gegenleistungen verlangt, die über den Beweis des Schadens hinausgehen – so spielt es etwa keine Rolle, wie lange der Geschädigte schon versichert war. Ausgelöst wird die Leistung «kausal», d. h. durch den Eintritt des Schadenfalls. Generell stellen in Versicherungsmärkten versicherungsbedingte Verhaltensanpassungen («moral hazard») ein zentrales Problem dar.

In den Sozialversicherungen sind die Informationsasymmetrien besonders ausgeprägt. Sie können zu hohen Kosten führen, wie die Zunahme der Rentenfälle für schwer definierbare Leiden in der schweizerischen IV zeigt. Deshalb bestehen beinahe alle Sozialversicherungen auf Vorleistungen wie einer Mindestbeitragsdauer. Die Sozialversicherungen haben über den reinen Schadenersatz hinaus jedoch noch weitere, in erster Linie Umverteilungsziele, die eine Abweichung von einer reinen Versicherungslösung erfordern und «finale» Massnahmen notwendig machen. Beispiele sind die Wiedereingliederung bei der ALV und IV sowie Umverteilungsmassnahmen zu Gunsten von wenig Verdienenden und Familien bei fast allen Sozialversicherungen.

Sie führen dazu, dass die individuellen Prämien nur noch lose mit der Höhe der Leistungen korrelieren.

Diese Abweichungen von einer reinen, nach kausalen Kriterien etablierten Versicherungslösung machen Sozialversicherungen effizienter. Und sie werden im Sinne eines von der Gesellschaft zu definierenden Wohlfahrtskriteriums gerechter, weil sie bestimmten Personen höhere Leistungen zukommen lassen, was keine private Versicherung täte. Trotz ihrer unterschiedlichen Zielsetzung lassen sich effizienz- und gerechtigkeitsorientierte Massnahmen nur schwer trennen. Eine strikte Unterscheidung zwischen kausalen, auf dem Versicherungsprinzip basierenden Sozialversicherungen und Institutionen, die final den Schaden durch eine Existenzsicherung decken oder andere Unterstützungsmassnahmen leisten, ist somit kaum möglich und auch wenig sinnvoll. Da fast alle Sozialversicherungen auch finale Aspekte haben, ist eine engere Kooperation zwischen den verschiedenen Institutionen notwendig. Vorschläge für eine entsprechende Zusammenführung der Sozialversicherungen, also eine Leistungskoordination im Sinne der «Finalität», liegen bereits vor (Kieser 2007).

Höhere Arbeitsanreize — Im Sinne der diskutierten Frage nach dem Mass sozialstaatlicher Leistungen hat gerade die Analyse der schweizerischen IV gezeigt, dass der Anreiz, im Arbeitsmarkt zu verbleiben, einerseits durch die Höhe der Leistungen, andererseits aber auch durch die teilweise hohen Kosten einer (Weiter-)Beschäftigung deutlich gesenkt wird. Die Attraktivität einer IV-Rente – vielfach bedingt durch die Kombination von IV-Renten mit Leistungen anderer Sozialversicherungszweige, insbesondere Ergänzungsleistungen und Leistungen aus der BV inklusive Kinderrenten – ist im Vergleich zu den Unwägbarkeiten des freien Arbeitsmarktes zu hoch.

Deshalb liegt die einfachste Motivation, sich in den Arbeitsmarkt zu integrieren, in der Senkung der staatlichen Transferleistungen. Auch eine kürzlich im

Auftrag des Bundesrats erstellte Studie stellt einleitend fest, dass die «nachgewiesenen negativen Arbeitsanreize in den kantonalen und kommunalen Steuer-/Transfersystemen (…) so ausgeprägt [sind], dass (…) Handlungsbedarf besteht» (LEU et al. 2007: 7). So wurden in allen fünf untersuchten Städten (Basel, Bellinzona, Chur, Lausanne, Zürich) «für alle untersuchten Haushaltstypen (…) in überraschend hohem Umfang negative Arbeitsanreize nachgewiesen» (LEU et al. 2007: 10). Wer arbeitet, muss derart grosse Kürzungen in den Sozialleistungen und Subventionen (Krankenkasse, Wohnung, Kinderbetreuung) in Kauf nehmen, dass unter Umständen der ganze Zusatzverdienst durch Steuern wieder verlustig geht. In nicht wenigen Fällen verfügen die Arbeitswilligen sogar über ein niedrigeres Einkommen.

Es gilt deshalb, den Abstand zwischen den bedingungslos ausbezahlten Sozialleistungen und dem auf dem Markt erzielbaren Einkommen wieder zu vergrössern. Auch eine teilweise Wiederbeschäftigung und eine Tätigkeit mit niedrigerem Verdienst müssen sich lohnen. Grössere Freibeträge und eine weniger drastische Kürzung der Basisleistungen im Falle einer Wiederaufnahme der Arbeitstätigkeit sind Mittel dazu.

Notwendigkeit einer Vor- oder Gegenleistung — Vor- und Gegenleistungen reduzieren nicht nur die negativen Folgen von Informationsasymmetrien, sie entsprechen auch dem Gerechtigkeitsempfinden, das für die Akzeptanz sozialstaatlicher Einrichtungen unabdingbar ist. Der Vergleich zwischen verschiedenen Sozialstaatmodellen macht deutlich, dass die Wirksamkeit des Systems, gemessen an den Zielen, nicht allein von der Höhe der staatlichen Leistungen abhängig ist, sondern vielmehr von der Art und Weise, wie bzw. wofür Leistungen gesprochen werden.

Die (impliziten) Umverteilungsziele machen Sozialversicherungen anfälliger für Überkompensationen, was dem Gerechtigkeitsempfinden zuwiderläuft. Deshalb müssen die Bedingungen und Kriterien, an die ein Leistungsbezug geknüpft wird, an die neuen Gegebenheiten angepasst werden. Beispiele für Vor- bzw. Gegenleistungen in der Schweiz sind etwa eine Mindestdauer vorheriger Beschäftigung von mindestens 18 Monaten. Die IV verlangt für die eigentlichen IV-Renten zwar eine lückenlose Beitragsdauer, die jedoch durch die automatische Verfügbarkeit von Ergänzungsleistungen teilweise obsolet wird. Als wichtige «Gegenleistung» bei der ALV kann auch die Verpflichtung zu einer aktiven Stellensuche genannt werden, die eine Mitwirkungs- und Präsenzpflicht gleichzeitig beinhaltet und somit auch zur verbesserten Information zwischen Versichertem und Versicherung beiträgt.

Zwar hat die Schweizerische Konferenz für Sozialhilfe (SKOS) das Prinzip der Gegenleistung seit 2006 in ihren Richtlinien verankert. Dieses kommt jedoch erst nach Gewährung des sozialen Existenzminimums, d.h. bei Massnahmen und Programmen zur beruflichen und sozialen Integration, zum Tragen. «Die Leistung von Unterstützten in Form von Erwerbsarbeit, gemeinnütziger Tätigkeit, Betreuung, Nachbarschaftshilfe oder beruflicher bzw. persönlicher Qualifizierung usw. wird von den Sozialhilfeorganen mit einer Gegenleistung in Form einer Zulage bei der Unterstützungsbemessung oder eines Freibetrags bei der Einkommensanrechnung honoriert» (SCHWEIZERISCHE KONFERENZ FÜR SOZIALHILFE 2005: a 4-3). Damit greifen die materiellen Anreize, die zur finanziellen Eigenständigkeit motivieren, erst spät.

Erwerbsarbeit als Voraussetzung — Eine Vor- oder Gegenleistung für den Bezug staatlicher Unterstützung muss, wie ein genauerer Blick auf das Modell des bedingungslosen Grundeinkommens zeigt, unbedingt vorausgesetzt werden. Die bereits erwähnte negative Einkommenssteuer oder erwerbsabhängige Steuergutschrift folgt diesem Grundsatz. Sie sieht vor, dass einkommensschwächere Haushalte dann Transferzahlungen erhalten, wenn ein minimales Einkommen selbst erwirtschaftet wird. Dieses System ist primär in angelsächsischen Ländern etabliert (USA, Kanada, England, Irland). Aufgrund des Earned Income Tax Credit etwa erhalten in den USA alle, die bis zu einem

Das bedingungslose Grundeinkommen

Ein Modell, das diesbezüglich sorglos ist und alle Probleme zu lösen verspricht, ist das zurzeit in Deutschland – und allmählich hörbarer auch in der Schweiz – diskutierte bedingungslose Grundeinkommen, das jedem Staatsbürger ab Geburt und unabhängig von Alter, Arbeit und Einkommen per Gesetz zustehen soll. In Deutschland spricht man von rund 7500 Euro jährlich bzw. rund 600 Euro monatlich (HOHENLEITNER 2007: 64), was in etwa der heutigen Sozialhilfe entspricht. Haupteinwände gegen dieses Modell sind zum einen die Vermutung, dass der Arbeitseinsatz der Bevölkerung insgesamt und damit ihr Wohlstand sinken werden. Zum andern sei ein solches System auch unter Abbau sämtlicher anderer Sozialleistungen und der Sozialbürokratie kaum finanzierbar. Fraglich ist etwa, ob es einem durch Invalidität erwerbsunfähigen Menschen zuzumuten ist, mit demselben niedrigen Grundeinkommen auszukommen wie ein kräftiger, junger, ausgebildeter Mann.

Der Vorschlag des bedingungslosen Grundeinkommens wird auf zweierlei Weise interpretiert. Von den einen wird er gelesen als die konsequente Fortsetzung oder gar Vollendung des ausgebauten Sozialsystems, in dem jeder Bürger von der Allgemeinheit minimal ausfinanziert wird, unabhängig davon, welchen Beitrag er zur Finanzierung dieses Systems erbracht hat oder wird erbringen können. Angelpunkt eines so verstandenen Sozialsystems ist nicht mehr die Bedürftigkeit, sondern die bedingungslose, d.h. keine Vor- oder Gegenleistung bedingende Existenzsicherung des Einzelnen. Andere sehen in diesem Modell die Rückführung der sozialen Sicherung auf ihr Minimum realisiert, indem jegliche gesellschaftliche Verantwortung und Verpflichtung der Allgemeinheit gegenüber dem Einzelnen über das Grundeinkommen hinaus hinfällig würde. Entsprechend fasziniert die Idee des bedingungslosen Grundeinkommens Wohlfahrts- wie Strukturegalitaristen oder, anders gesagt, Linke wie Liberale bzw. Libertäre. Während Erstere darin MARX' Utopie der Befreiung des Menschen aus der Knechtschaft der Arbeit verwirklicht sehen, freuen sich Letztere auf weniger staatliche Einschränkungen und mehr individuelle Freiheit.

Letztlich ist es aber eine empirische Frage, ob das Modell eines Grundeinkommens funktionieren kann. Das Resultat der Feldversuche in den USA der 1960er- und 1970er-Jahre, in denen Familien während bis zu fünf Jahren ein Grundeinkommen in der Höhe der Sozialhilfe ausbezahlt wurde, war eindeutig: Alle erwerbsfähigen Familienmitglieder arbeiteten deutlich weniger, und sie hätten ihren Job vielleicht sogar aufgegeben, wenn es sich nicht um ein befristetes Experiment gehandelt hätte. Angewendet auf ein dauerhaftes System bedeutet das: Je weniger gearbeitet wird, desto weniger Geld steht für die Umverteilung zur Verfügung. «Ein Bürgergeld, das tatsächlich die Menschen von den Zwängen der Arbeitsgesellschaft befreit, untergrübe seine eigene Finanzierung» (DIE ZEIT, 4.1.2005), lautet die logische Schlussfolgerung.

Jahreseinkommen von rund 12000 US-Dollar arbeiten, einen Zuschuss. Auch in Deutschland sind Schritte in diese Richtung geplant. Ab 2008 ist die Einführung eines Kombilohnes geplant, bei dem Geringverdiener mit einem staatlichen Zuschlag von bis zu 20 Prozent des Bruttolohnes und höheren Kinderzuschlägen rechnen können.

Eine neuere Studie aus der Schweiz verweist allerdings auf den gemischten Erfolg dieser Modelle in andern Ländern (LEU et al. 2007). In der Schweiz würde die Einführung von ähnlichen Anreizsystemen zudem eine deutliche Senkung der heutigen Transferleistungen voraussetzen. Andernfalls würden sich die Bezüge und damit die Gesamtkosten stark erhöhen (LEU et al. 2007: 16). Mit Ausnahme von Bellinzona übersteigt das Einkommen von Sozialhilfebezügern (mit ein bis zwei Kindern, mit oder ohne moderaten Eigenverdienst) nämlich in allen untersuchten Städten das verfügbare Einkommen ohne Sozialhilfe bis zu einem Jahreslohn von ca. 40 000 bis 60 000 Franken. Erst ein jährliches Arbeitseinkommen von über 60 000 Franken stellt die Arbeitenden gegenüber von Sozialhilfebezügern deutlich besser.

Die Studie empfiehlt, als Minimalkorrektur und ohne die Höhe der Basisleistungen in Frage zu stellen, «die Sozialhilfe unter Einhaltung der SKOS-Richtlinien so auszugestalten, dass Sozialleistungsfallen vermieden werden. Konkret bedeutet dies, dass die Sozialhilfe so lange ausgerichtet wird, bis das verfügbare Einkommen ohne Sozialhilfe dasjenige mit Sozialhilfe übersteigt» (LEU et al. 2007: 8). Damit werden jedoch nur jene Fälle eliminiert, bei denen eine Erhöhung der Erwerbstätigkeit zu einer Reduktion des verfügbaren Einkommens führt. Eine Verbesserung des Arbeitsanreizes ist ohne Senkung der Minimalleistungen jedoch nicht zu erreichen.

Überbrücken statt auffangen — Zusätzlich zur Senkung der Transferleistungen bedarf es einer grundsätzlichen Neuausrichtung der Sozialpolitik. Im Sinne einer «aktivierenden Sozialpolitik» sind individuelle, gezielte und vor allem rasche Wiedereingliederungsversuche zu verstärken und im Gegenzug kooperatives Verhalten von Seiten der Unterstützten einzufordern. Um den wirklich Bedürftigen in ausreichendem Masse helfen zu können, müssen diejenigen, die auf zumutbare Weise am Arbeitsprozess noch teilnehmen können, gezielt und direkt dorthin vermittelt und zu entsprechender Kooperation verpflichtet werden.

Mit den regionalen Arbeitsvermittlungszentren (RAV) hat die ALV im Gegensatz zur IV bereits eine klare Richtung eingeschlagen. Das Betreuungskonzept für Arbeitslose umfasst in erster Linie Beratungsgespräche in den RAV, verpflichtet aber andererseits die Stellensuchenden zur Kooperation und damit Präsenz. Mit dem Ziel einer raschen und nachhaltigen Integration von Arbeitslosen in den Arbeitsmarkt pflegen die RAV auch eine aktive Zusammenarbeit mit privaten Stellenvermittlern. Falls eine Vermittlung nicht möglich ist, werden geeignete Massnahmen, etwa Weiterbildung oder Umschulung, eingeleitet, um die Chancen der betroffenen Person auf dem Arbeitsmarkt zu verbessern. Auch die SUVA setzt mit ihrem «New Case Management» auf eine möglichst rasche Reintegration ins Berufsleben und hat dazu die individuelle, gezielte und umfassende Betreuung standardisiert. Die Massnahmen weisen nicht nur eine hohe Erfolgsquote auf, sondern zahlen sich mittlerweile sogar finanziell derart aus, dass die Prämien für alle Versicherten gesenkt werden konnten.

Auch das Projekt der IIZ-MAMAC (Interinstitutionelle Zusammenarbeit / Medizinisch-arbeitsmarktlichte Assessments mit Case Management), das Ende 2005 gestartet wurde, unternimmt diesbezügliche Anstrengungen. Es wird vom Bundesamt für Sozialversicherungen (BSV), vom Staatssekretariat für Wirtschaft (SECO), von der Konferenz der kantonalen Sozialdirektoren und Sozialdirektorinnen und der Konferenz der Kantonalen Volkswirtschaftsdirektoren sowie vom Verband schweizerischer Arbeitsämter, von der IV-Stellen-Konferenz und der schweizerischen Konferenz für Sozialhilfe getragen. Ziel des Projektes ist es, Personen mit komplexen

DIE IV – EINE KRANKENGESCHICHTE

> **Dänische «flexicurity»**
>
> Ein Modell, das in Bezug auf die Eingliederung von Arbeitslosen in den Arbeitsmarkt als richtungweisend angesehen wird, ist das dänische. Unter dem Stichwort «flexicurity» kombiniert es die wesentlichen Ziele und Leistungen von Arbeitsmarkt- und Sozialpolitik zusammen mit einem auf Solidarität basierenden Wohlfahrtssystem. Kennzeichen dieses Modells, das 1993 von der sozialdemokratischen Regierung eingeführt worden ist, sind ein flexibler Arbeitsmarkt (der zu den flexibelsten unter den OECD-Ländern zählt) mit einem sehr schwachen Kündigungsschutz, dem jedoch relativ hohe öffentliche Lohnersatzleistungen vom ersten Tag der Arbeitslosigkeit an gegenüberstehen. Die Arbeitslosenversicherung ist freiwillig, die Beiträge sind einkommensunabhängig und für Teilzeitarbeitende oder Arbeitslose niedriger, wobei der grösste Teil vom Staat, das heisst über Steuern, finanziert wird. Ein besonderes Gewicht jedoch legt das dänische Modell auf Aktivmassnahmen, zu denen zunächst das Anrecht auf einen individuellen Handlungsplan sowie spezifische Arbeitsangebote für niedrig Qualifizierte und Jugendliche oder die Nutzung der Arbeitslosigkeit für einen Bildungsurlaub zählen. Einher mit diesen Angeboten geht die Pflicht, von ihnen spätestens nach einem Jahr Arbeitslosigkeit Gebrauch zu machen, sowie nach Ablauf bestimmter Fristen auch Arbeitsstellen anzunehmen, die sowohl fachlich wie geographisch weiter entfernt als ursprünglich vorgesehen sind.
>
> Das Modell mit dem Zauberwort «flexicurity» muss nicht zuletzt deshalb ernst genommen werden, weil Dänemark im europäischen Vergleich nicht nur eine tiefe – und seit den 1990er-Jahren deutlich gesunkene – Arbeitslosigkeit, sondern ebenso mit ca. 80 Prozent der Erwerbsbevölkerung eine der höchsten Beschäftigungsquoten aufweist. Zudem haben dänische Arbeitnehmende eine sehr geringe Angst vor einem Arbeitsplatzverlust. Die dänische Arbeitsmarktpolitik, die sich durch eine starke Einflussnahme der Sozialpartner auszeichnet, verschreibt sich dem Ziel, einerseits den Arbeitgebern ausgebildete Arbeitskräfte zur Verfügung zu stellen und andererseits die Arbeitnehmer in den Arbeitsmarkt zu integrieren. Entscheidend an diesem Modell ist, dass es soziale Sicherheit (security) mit mehr Flexibilität (flexibility) am Arbeitsmarkt verbindet. Die dänischen Arbeitslosen sind verpflichtet, an Aktivierungs- und anderen Massnahmen mitzuwirken. Ansonsten drohen ihnen ein Entzug der Hilfe bei der Wiedereingliederung und Leistungskürzungen bis zu 30 Prozent. Damit kommt es der notwendigen Anpassung der bisher primär statischen Sozialstaatsmodelle an eine dynamische globale Arbeitswelt bereits um einen guten Schritt näher, allerdings um den Preis eines relativ hohen Steuerniveaus.

Mehrfachproblemen rascher wieder in den Arbeitsmarkt zu integrieren. Ein von der Arbeitslosenversicherung, der Invalidenversicherung und der

Sozialhilfe gemeinsam getragenes Assessment klärt Arbeitsfähigkeit und Arbeitsmarktfähigkeit ab und legt geeignete Massnahmen für eine (Re-)Integration in den ersten Arbeitsmarkt verbindlich fest. Jeweils eine der drei Institutionen wird damit beauftragt, diese Massnahmen im Sinne eines Case-Managements umzusetzen. Sozialstaatliche Massnahmen, die den Bedingungen eines flexiblen und immer dynamischeren Arbeitsmarkts gerecht werden, müssen darauf abzielen, Erwerbsausfall zeitlich begrenzt zu überbrücken, statt dauerhaft zu kompensieren.

Sowohl das deutsche wie das dänische Modell als auch die Anstrengungen im Rahmen der schweizerischen ALV zeigen, dass individuelle Massnahmen für eine rasche Wiedereingliederung, die nicht nur Rechte, sondern auch Pflichten beinhalten und auf individuelle und gezielte Betreuung und Kontrolle setzen, als erste Anpassung der Sozialwerke an die dynamischer gewordene Arbeitswelt gelesen werden können. Hinter diesen Massnahmen steckt das primäre Ziel, die Arbeitsmarktfähigkeit der Einzelnen zu erhalten und wo notwendig zu fördern, um eine dauerhafte Abhängigkeit von den Sozialwerken wo immer möglich zu verhindern. Ein wesentlicher Aspekt dieser Massnahmen ist zudem, dass Arbeitsmarkt- und Sozialpolitik und ihre ausführenden Institutionen stärker als bisher zusammengeführt wurden.

Inwiefern der Erfolg dieser verschiedenen Modelle «kulturell» bedingt ist und von den Besonderheiten der jeweiligen Länder abhängt, lässt sich schwer feststellen. Die Bertelsmann-Stiftung, die regelmässig ein «Internationales Beschäftigungs-Ranking» erstellt, charakterisiert Dänemark als eine «korporative Leistungsgesellschaft», in der die Mitarbeit eines jeden, wenn es darum geht, Arbeitsmarktintegration zu erreichen, gefordert ist und auch geleistet wird. Deutschland hingegen wird als «verteilungsorientierter Wohlfahrtsstaat» bezeichnet und schneidet bezüglich der Kooperation und damit auch des Erfolgs mit Abstand am schlechtesten ab (van Suntum et al. 2002). Für die Schweiz ist der Einfluss der dargestellten Entwicklung, innerhalb derer sich

DIE IV – EINE KRANKENGESCHICHTE

> ### Die HARTZ-IV-Reform
>
> Einen von der Stossrichtung her ähnlichen, jedoch institutionell anderen (und nur teilweise erfolgreichen) Weg hat Deutschland mit der HARTZ-IV-Reform eingeschlagen, die zwar ihr (utopisches) Ziel – die Halbierung der Arbeitslosigkeit innert zwei Jahren – verfehlt, dennoch aber zur massiven Senkung der Kurzzeitarbeitslosigkeit beigetragen hat. Ab Januar 2005 wurden die Arbeitslosen- und die Sozialhilfe zusammengeführt. Neu haben Arbeitslose unter Voraussetzung eines vorgängigen Beschäftigungsverhältnisses von mindestens 12 Monaten Anrecht auf das so genannte Arbeitslosengeld I, und es haben alle erwerbsfähigen Hilfsbedürftigen, die keinen Anspruch (mehr) auf Arbeitslosengeld I haben, eine einheitliche Grundsicherung. Diese beinhaltet zum einen Geldleistungen zur Sicherung des Lebensunterhalts (Arbeitslosengeld II), wobei zuerst auf das eigene Einkommen und vorhandene Vermögen sowie intrafamiliäre Selbsthilfe zurückgegriffen wird, während das Vermögen der Kinder geschützt wird. Zum andern umfasst die Grundsicherung auch aktive Leistungen zur Eingliederung in die Arbeit, wozu Informationen, Beratung, Massnahmen zur Wiederherstellung der Arbeitsfähigkeit und umfassende Unterstützung bei der Eingliederung in eine Beschäftigung gehören.
>
> Die Kosten der HARTZ-IV-Einführung fielen massiv höher aus als angenommen; entsprechend deutlich ist die Kritik an diesem Modell, nicht zuletzt wegen der nicht unerheblichen Missbrauchsgefahr. Dennoch wird die Abnahme der Kurzzeitarbeitslosigkeit aufgrund der HARTZ-IV-Reform auf die intensivere Betreuung und Kontrolle der Arbeitslosen zurückgeführt, was zumindest ein klares Indiz dafür ist, dass grössere, auch individuellere Anstrengungen, die auf eine rasche Wiedereingliederung zielen, für die Erhaltung der Arbeitsmarktfähigkeit entscheidend sind.

der Bezug staatlicher Leistungen vom Tabu zur Option gewandelt hat, nicht zu unterschätzen. Die sozialstaatlichen Institutionen sind für viele Schweizerinnen und Schweizer, aber auch Menschen mit Migrationshintergrund, zur selbstverständlichen Anlaufstelle geworden.

Es muss jedoch angenommen werden, dass jede Gesellschaft das ihr entsprechende System schafft. Das bedeutet aber auch, dass ausländische Modelle für die Schweiz nicht einfach übernommen werden können.

16 / AUSWEGE UND AUSBLICK

Die Geschichte der schweizerischen IV hat Anreizprobleme und institutionelle Schwächen zu Tage gefördert, die nicht einfach zu beheben sind. Die 5. IV-Revision hat mit der Einführung von Früherfassung und Frühintervention, der Korrektur negativer Anreize bei teilweiser Erwerbstätigkeit sowie verschiedenen Sparmassnahmen auf diese «Krankengeschichte» bereits reagiert. Dennoch gilt auch hier, und zwar nicht nur mit Blick auf das Finanzierungsproblem, der abgewandelte wahlpolitische Leitsatz: Vor der Reform ist nach der Reform.

Mit Blick auf die diskutierten Ineffizienzen und die grundsätzlichen sozialpolitischen Referenzpunkte sind Überlegungen darüber anzustellen, welche Reformen eingeleitet werden müssen, um die geschilderten Fehlentwicklungen nachhaltig zu korrigieren. Aufgrund der festgestellten Systemschwächen muss der Blick jedoch von der eigentlichen Invalidenversicherung auf jene Sozialleistungen ausgedehnt werden, die der Staat ebenfalls mit Bezug auf arbeitsmarktliche Probleme bereitstellt. Im Folgenden werden deshalb Vorschläge skizziert, die auch die Arbeitslosenversicherung und die Sozialhilfe tangieren.

Anreizkorrekturen, Koordination und Transparenz

Der Anreiz, eine Rente zu beantragen, ergibt sich nicht so sehr durch die IV-Renten allein, sondern durch die mit der Verrentung zusätzlich ausgelösten Leistungen, namentlich die Renten aus der beruflichen Vorsorge und die Ergänzungsleistungen zur IV. Im überobligatorischen Bereich, bei Arbeitnehmern mit langer Beitragsdauer oder Einkäufen sowie bei Kassen mit Leistungsprimat können die IV-Renten aus der BV zu Lohnersatzraten von 80, 90, ja sogar von 100 und mehr Prozent führen. Bei älteren Arbeitnehmern fällt zudem ins Gewicht, dass bei einer Wiederbeschäftigung (auch bei einem anderen Arbeitgeber) der Anspruch auf die Rente entfällt, die aus dem früheren, meist höheren Lohn resultieren würde. Bei niedrigeren Einkommen, d.h. im obligatorischen Bereich sowie bei jüngeren Arbeitnehmern, spielt eher das Anrecht auf bedarfsabhängige Ergänzungsleistungen eine Rolle.

Mehr Mitsprache der BV — Unter dem Gesichtspunkt der negativen Anreize würde sich also eine «Entkoppelung» von IV-Renten und BV-Leistungen aufdrängen. Allerdings besteht in der BV ein unbestreitbarer Anspruch auf das Eigentum, d.h. das eigene Sparkapital, allfällige Einkäufe eingeschlossen. Gerade im überobligatorischen Bereich der Kaderlöhne gilt, dass die BV-Leistungen, inklusive der vertraglich festgelegten Leistungen im Invaliditätsfall, als Teil der mit dem Arbeitgeber vereinbarten Gesamtkompensation angesehen werden. Eine wie auch immer geartete «Plafonierung» der Leistungen bzw. eine Abkoppelung vom versicherten Lohn käme deshalb einer Enteignung der Versicherten gleich. Hinzu kommt, dass die Arbeitnehmerschaft von Firmen mit hohen Kader- und hohen Durchschnittslöhnen nicht selten eine positive Selektion darstellt, womit die IV-Problematik kaum ins Gewicht fällt und sich das Interesse der Pensionskassen an einer Überprüfung der IV-Fälle in engen Grenzen hält. Der entsprechende Aufwand rechnet sich kaum, insbesondere bei älteren Arbeitnehmern mit einer überblickbaren Zahlungsdauer und wenn die in jedem Verfahren drohenden

Reputationsrisiken für die Firma berücksichtigt werden. Zudem ist die Absicherung der Invalidität in der Pensionskasse in einem kompetitiven Arbeitsmarkt ein wichtiges Element bei der Rekrutierung von Mitarbeitern.

Trotz diesen Vorbehalten gibt es jedoch Möglichkeiten, den Automatismus zwischen IV-Entscheid und BV-Leistungen zu relativieren. Gerade weil niemandem «seine» BV-Leistungen strittig gemacht werden können, müssen an den Zugang zu diesen Leistungen hohe Anforderungen gestellt werden. Die Vorsorgeeinrichtungen sollten deshalb die Möglichkeit haben, auch nach der Zusprache von IV-Renten einzelne Fälle unabhängig zu überprüfen und allenfalls Klagen einzureichen. Für kritische Fälle könnten auf der Ebene der Branchenverbände und ähnlicher Zusammenschlüsse die Voraussetzungen für ein BV-seitiges Case-Management geschaffen werden.

Ein weiterer Ansatzpunkt für eine Reform liegt bei der Wiedereingliederung. Durch gesetzliche Anpassungen wäre zu gewährleisten, dass Wiedereingliederungsversuche nicht länger durch Rentenkürzungen, die sich sowohl *vor* als auch *nach* Erreichen des Pensionierungsalters auswirken, bestraft werden. Zudem beteiligen sich heute die Kassen nicht an den Kosten dieser Massnahmen, obwohl sie ebenfalls davon profitieren. Beide Probleme – die Höhe der Rente und die Kosten der Wiedereingliederung – ergeben sich insbesondere bei einem Wechsel des Arbeitgebers nach dem Eintreten der Invalidität. Da die daraus resultierenden Einsparungen bei der Kasse anfallen, bei der der Versicherte zum Zeitpunkt der Invalidisierung versichert war, müssten die entsprechenden Kosten primär auch von dieser Kasse getragen werden.

Differenzierung der Ergänzungsleistungen — Der zweite wichtige Automatismus bei den IV-Renten betrifft den Anspruch auf Ergänzungsleistungen bei niedrigen Einkommen. Die relativ tiefe IV-Leistung wird mit ihnen auf ein Niveau angehoben, das den Anreiz zu einer Beschäftigung irgendwelcher Art deutlich senkt. Ergänzungsleistungen werden bedarfsabhängig ausbezahlt, sie sind administrativ relativ einfach und bieten somit wenig Raum für Abgrenzungsstreitigkeiten. Da sie jedoch mit jedem Franken zusätzlichen Einkommens nach unten korrigiert werden, verringern sie den Arbeitsanreiz deutlich. Was bei den Ergänzungsleistungen zur AHV Sinn macht, da eine Erwerbstätigkeit per definitionem nicht zur Diskussion steht, erweist sich bei der IV somit als Schwäche. Zur Erhöhung des Arbeitsanreizes drängt sich deshalb eine Trennung der IV-Ergänzungsleistungen von jenen der AHV auf. Zwar wird ab 2008 ein allfälliger Zusatzverdienst nur noch teilweise in die Berechnung der EL einbezogen. Weil aber bei einer Beschäftigung auch oft zusätzliche Kosten anfallen, bleiben die Arbeitsanreize immer noch relativ tief.

Die Ergänzungsleistungen zur IV müssten deshalb so ausgestaltet werden, dass der Zusatzverdienst eines Invaliden grösstenteils auch wirklich zu einem höheren verfügbaren Einkommen führt. Gerade für jüngere Betroffene mit Familien und auch bei niedrigen Einkommen muss es sich wieder lohnen, eine mindestens partielle Erwerbsarbeit anzustreben. Um dies zu erreichen, muss einerseits der Grundbedarf tiefer angesetzt werden, andererseits müssen grössere Freibeträge für Erwerbsarbeit gewährt werden.

Zum Arbeitsanreiz trägt auch bei, dass bereits jetzt bei Teilrenten hypothetische Einkommen angerechnet werden, womit der Anspruch auf Ergänzungsleistungen sinkt. Da jedoch trotz Abstufung faktisch primär Vollrenten gesprochen werden, kommt dieser Mechanismus kaum zum Tragen. Damit dieser Anreiz greift, müsste die Rentensprechung stärker differenziert, d.h., es müssten wo immer möglich Teilrenten gesprochen werden. In jedem Fall wäre sogar eine noch stärkere Abstufung der Renten zu prüfen. Zusammen mit intensiveren Wiedereingliederungsmassnamen würden Teilrenten eher interpretiert werden als Teilzeiterwerb mit Lohnzusatz für den Erwerbsausfall.

Bessere Koordination und Abstimmung — Informationsbarrieren können nicht nur zur Überkompensation des Erwerbsausfalls führen, sondern auch die Reintegration der Betroffenen bremsen. Deshalb sollte jeder Fall, der bei der IV, bei der ALV oder bei der Sozialhilfe entgegengenommen wird, einheitlich erfasst und in gegenseitiger Abstimmung durch ein Case-Management betreut werden. Eine bessere Zusammenarbeit zwischen Sozialbehörden, Arbeitgebern, Ärzten und Betroffenen verringert zudem das Risiko der «Messfehler» bei der Beurteilung der Arbeitsfähigkeit, womit sich umgekehrt die Chance einer Reintegration erhöht. Voraussetzung hierfür sind jedoch entsprechende Gesetzesgrundlagen, die den Datenaustausch zwischen den involvierten Versicherungen ermöglichen.

Bei der Koordination sind die Wiedereingliederungsmassnahmen ins Zentrum der Anstrengungen zu rücken, und zwar unabhängig von der Ursache der Erwerbsunfähigkeit. Die arbeitsmarktlichen Massnahmen der regionalen Arbeitsvermittlungen (RAV) sowie die interinstitutionelle Zusammenarbeit (IIZ) arbeiten bereits in diese Richtung, und auch die SUVA hat diesbezüglich Massstäbe gesetzt. Dennoch hat die IIZ nach wie vor bloss den Charakter einer Empfehlung, und die Verantwortung ist auf eine Vielzahl von Institutionen und Trägern verteilt. Entgegen dem jetzigen Projektcharakter ist die IIZ deshalb verpflichtend einzuführen – was nicht ausschliesst, dass klare Fälle rasch und unbürokratisch entschieden werden können.

Mehr Transparenz — Eine notwendige Voraussetzung für weitere Reformen ist eine deutlich erhöhte Transparenz betreffend Kriterien und Umfang sozialstaatlicher Leistungen. Erst wenn Summe und Relationen von Transferleistungen nicht nur ersichtlich, sondern auch kommunizierbar und damit politisch verhandelbar werden, sind Korrekturmassnahmen möglich. Eine einheitliche Erfassung der eingehenden und betreuten Fälle wäre eine erste wichtige Massnahme.

Auf der Ebene des Systems muss eine verstärkte Steuerungs- und Aufsichtsfunktion des zuständigen Bundesamts für Sozialversicherungen für mehr

Transparenz sorgen. Voraussetzung hierfür sind gezielte und umfassende Evaluationen. Entsprechende Erhebungen der ALV und des SECO im Bereich der Arbeitsmarktmassnahmen können als Beispiel herangezogen werden. Sie sind zumindest teilweise auf den gesetzlichen Zwang, bei Fehlentwicklungen Korrekturen einzuleiten, zurückzuführen. Eine entsprechende gesetzliche Verpflichtung könnte auch bei der IV den Anreiz zur Durchführung datenbasierter Analysen und Evaluationen als Grundlage für Korrekturmassnahmen erhöhen.

Institutionelle Korrekturen

Stärkere Betonung des Finalitätsprinzips — Eine grundsätzliche Fokussierung auf die Arbeitsvermittlung und Reintegration unabhängig von der Ursache der Erwerbsunfähigkeit und in Anlehnung an die Massnahmen der ALV würde die Chance einer Wiedereingliederung erhöhen. Dazu müssen die bisherigen Institutionen, die nach Ursachen wie Arbeitslosigkeit, Unfall oder Invalidität, also primär kausal, gegliedert sind und entsprechend nebeneinander stehen, operationell näher aneinander herangeführt und vermehrt final, d.h. auf die Eingliederung in den Arbeitsmarkt, ausgerichtet werden.

Damit würden die sozialstaatlichen, an Arbeitsmarkt und Erwerb gekoppelten Massnahmen von unterschiedlich ausgerichteten Institutionen (noch) enger zusammengeführt, was allein deshalb sinnvoll ist, weil die Einordnung vieler Fälle von Erwerbsunfähigkeit immer schwieriger wird, da physische, soziale und psychische Leiden häufig gemeinsam auftreten. Eine stärkere Betonung des Finalitätsprinzips wäre ein wesentliches Element institutioneller Reformen, wie sie im Folgenden skizziert werden.

Nur eine Pforte — Gerade zu Beginn der Erwerbslosigkeit oder der Krankheit ist die Sachlage in vielen Fällen für alle Beteiligten – Arbeitnehmer, Arbeitgeber und Versicherung – besonders unklar. Als mögliche Lösung bietet sich deshalb die Konzentration auf eine einzige und einheitliche Eingangspforte an: Wer seine Erwerbsfähigkeit verliert oder zu verlieren droht – ob aus arbeitsmarktlichen oder gesundheitlichen Gründen –, sollte sich künftig an *eine* Stelle wenden können, statt wie bisher drei verschiedene Anlaufstellen zu haben. Diese *eine* Pforte könnte nach dem Verlust des Arbeitsplatzes sofort bzw. nach dem Verlust der Arbeitsmarktfähigkeit durch Krankheit/Unfall nach wenigen Wochen aktiv werden. Sie wäre während einer gewissen Zeit – beispielsweise während einer Evaluationsphase von vier Monaten – die einzige Anlaufstelle für die Betroffenen. In Fortsetzung der IIZ und der mit der 5. IV-Revision eingeführten Früherfassung würden somit potenzielle IV-Fälle, Arbeitslose und Sozialfälle nicht mehr getrennt, sondern an der gleichen Stelle erfasst.

Eine integrierte Erfassung und Abklärung gesundheitlicher und arbeitsmarktlicher Defizite unmittelbar nach der Meldung ist geeignet, das Problem ungleicher Informationen bereits markant zu reduzieren. Entsprechend differenzierter könnten im Nachgang die verschiedenen Ursachen und Folgen der Erwerbslosigkeit und -unfähigkeit angegangen werden. Und es ginge weniger Zeit verloren für die aufreibende und wenig gewinnbringende Suche nach den Ursachen. Ein früher Einbezug der Arbeitgeber würde die Abklärungsverfahren ebenfalls beschleunigen. Um die Abklärungen zu erleichtern, müssten Informationen über Ausfälle, die früher durch die Krankentaggeldversicherung oder die Lohnfortzahlungspflicht der Arbeitgeber finanziert wurden, mit einbezogen werden können. Die integrierte Abklärung der so genannten MAMAC (Medizinisch-arbeitsmarktliche Assessments mit Case-Management), die sich bisher auf Personen mit komplexen Mehrfachproblematiken (etwa Schwierigkeiten bei der Wiedereingliederung, kombiniert mit schweren oder unklaren gesundheitlichen und/oder sozialen Problemen) beschränkt, müsste damit auf alle Personen, die arbeitslos werden oder ihre Erwerbsfähigkeit durch Krankheit oder Unfall verlieren, ausgedehnt werden und sofort zum Einsatz kommen. Das durch die IIZ-MAMAC angesprochene

Phänomen der Mehrfachproblematik dürfte nämlich auch in Fällen vorliegen, in denen es nicht auf Anhieb erkennbar ist, wie etwa bei den bereits angesprochenen «medikalisierten» sozialen Problemen. Das Case-Management würde somit zur Norm. Die rasche Behandlung und Zuweisung klarer Fälle wäre trotzdem nach wie vor möglich.

Eine solche institutionelle Reform bedingte eine Verschiebung der Zuständigkeit insbesondere für die Erstabklärung – nicht zwingend für den Vollzug – der Sozialhilfe auf eine regionale Ebene, etwa analog der RAV. Anzustreben ist jedoch nicht eine zusätzliche Institution. Vielmehr sollen die Anlaufstellen bzw. Erstabklärungen der bisherigen Institutionen in eine neue, gemeinsame Pforte ausgelagert werden, womit die Summe der entsprechenden Behörden bzw. Mitarbeiter mehr oder minder konstant bliebe. Ein personeller und finanzieller Mehraufwand würde zwar durch das standardmässige Case-Management entstehen, das jedoch abzuwägen wäre gegen die möglichen Einsparungen durch eine Reduktion der Neurenten. Bei angenommenen Rentenkosten von mindesten 100 000 Franken würde eine Reduktion um 5 Prozent bzw. 1000 Fälle Einsparungen von mindestens 100 Millionen Franken jährlich bewirken.

Eine Zusammenfassung der Abklärungsstellen auf kantonaler Ebene würde es ermöglichen, die Standards und den Vollzug zu vereinheitlichen, was wiederum eine Basis für ein verstärktes Controlling und damit eine erhöhte Transparenz wäre. Auch die Abklärungs- und Wiedereingliederungsmassnahmen müssten gemeinsam getragen werden.

Mitwirkungs- und Präsenzpflicht — Eine wesentliche Bedingung eines solchen Case-Managements wäre die gesetzliche Verankerung der geforderten Eigenleistung der Betroffenen. Sie würden zu aktiver Kooperation verpflichtet und profitierten im Gegenzug von individuelleren, gezielteren Wiedereingliederungsmassnahmen. Sofern möglich, wäre – wie bei der ALV – die aktive eigene Bemühung um eine Reintegration nachzuweisen. Wo keine physische Erwerbsunfähigkeit vorliegt, würde die Verrichtung niederschwelliger gemeinnütziger Arbeiten im zweiten Arbeitsmarkt standardmässig eingeführt.

Die Mitwirkungspflicht hätte auch eine gewisse Kontrollfunktion. Durch regelmässige Präsenzpflicht und damit auch Anwesenheit im Land könnte die Notwendigkeit von Unterstützungsleistungen besser eingeschätzt werden. In jenen Fällen, die keine Einschränkung der Mobilität zur Folge haben, könnten auch periodische Kontrollen durchgeführt werden. Bei einer Verletzung der Mitwirkungs- und Präsenzpflicht können Sanktionen zum Einsatz kommen, die über eine Reduktion der Unterstützungsleistungen über gewisse Einschränkungen bis zu einem zeitlich befristeten Aussetzen der Hilfeleistungen reichen. Zweck solcher Sanktionen ist in erster Linie ihre Präventivwirkung – in der Absicht, dass sie gar nicht zur Anwendung gelangen müssen.

Reintegration mit Probezeit — Zeichnet sich eine mögliche Reintegration ab, sind die Arbeitgeber in den Prozess mit einzubeziehen und zu unterstützen. Um sowohl die Betroffenen wie auch die Arbeitgeber vor dem Risiko des Nichtgelingens zu schützen, sollten Wiedereingliederungsversuche mit einer Probezeit versehen sein. Während dieser Probezeit müsste die professionelle Unterstützung sowohl der Betroffenen wie auch des Arbeitgebers bzw. des Teams durch das Case Management gewährleistet sein. Zusätzliche Kosten, etwa für die Anpassung des Arbeitsplatzes an die Behinderung, müssten von der Versicherung getragen werden. Verschiedene weitere Massnahmen wie Lohnzuschüsse und Ausbildungshilfen könnten den Anreiz bei Arbeitnehmern zur Wiedereingliederung zusätzlich erhöhen. Schliesslich darf eine misslungene Reintegration nicht dazu führen, dass die IV-Rente vollständig wegfällt oder das IV-Verfahren von vorne beginnen muss.

Differenzierte Zuweisung — Wenn trotz intensiver Betreuung die Wiedereingliederung nur partiell gelingt oder ganz scheitert, muss die Existenzsicherung der betroffenen Person differenziert gelöst werden. Auf eine integrierte Evaluationsperiode folgte also die Zuweisung in eine separate Institution bzw. Versicherung für Krankheit/Unfall oder Sozialhilfe bzw. (Langzeit-)Arbeitslosenunterstützung etwa bei älteren Arbeitnehmern. Diese Zuweisung ist zu diesem Zeitpunkt deutlich einfacher zu bewerkstelligen als bei der Meldung, wie dies heute der Fall ist. Durch Beobachtung und Tatbeweis lässt sich das Ausmass der Arbeitsfähigkeit besser bestimmen und lassen sich Arbeitswillige von tendenziell Arbeitsunwilligen klarer unterscheiden.

Die Funktionsfähigkeit und Effizienz einer solchen Pforte bedingt eine klare Einbindung der drei Institutionen IV, ALV und Sozialhilfe in die Entscheidung sowohl darüber, ob und welche Wiedereingliederungsmassnahmen eingeleitet werden, als auch welcher Institution der Fall nach gescheiterter Wiedereingliederung zugewiesen wird. Dazu gilt es Spielregeln zu etablieren und sicherzustellen, dass die einzelnen Sozialversicherungszweige keine Anreize haben, Versicherte hin und her bzw. abzuschieben. Die Institutionalisierung einer integrierten Abklärung mit abschliessender Entscheidung wäre den Möglichkeiten der gegenseitigen Einsprache oder erneuten Prüfung vorzuziehen. Wie heute bei der RAV müssten die Verantwortlichen und Ausführenden dieser Pforte für ihre Eingliederungserfolge und nicht für die Zahl der bei ihnen betreuten Fälle belohnt werden.

Ausblick

Die vorgeschlagenen Korrekturen beinhalten Massnahmen, die die analysierten Probleme nicht gänzlich beheben, aber dennoch entschärfen. Raschere, integrierte Abklärungen würden Wiedereingliederungschancen erhöhen, Anreize zum Abschieben verkleinern und die Transparenz verbessern. Da zudem nirgends höhere Leistungen versprochen würden als heute, hingegen verstärkte Anstrengungen in die Wiedereingliederung gesteckt würden, dürfte insgesamt mit tieferen Ausgaben für Renten und einer höheren Beschäftigungsquote gerechnet werden. Diese vor allem langfristigen und nachhaltigen Einsparungen würden auch mögliche höhere Kosten für die Abklärung und Wiedereingliederung rechtfertigen.

Nicht direkt eingebunden in diese Lösung sind der Hilfsmittelmarkt, die Werkstätten und Heime. Die hier festgestellten Fehlanreize müssen primär durch die Förderung des Wettbewerbs angegangen werden. Den Invaliden sollen wo möglich mehr eigene Kompetenzen zugetraut und gegeben werden, wobei die Gewährung eines von Betroffenen bereits seit längerem geforderten Assistenzbudgets ein erstes wichtiges Wettbewerbselement einbringen würde.

Die *eine* Pforte ist ein Modell, das sich relativ rasch umsetzen liesse. Angesichts der finanziellen Lage und der erkannten Fehlanreize sollte sie deshalb genau geprüft werden. Dennoch dürfen grundlegendere institutionelle Reformen mit Blick auf den veränderten (globalen) Arbeitsmarkt mittel- oder langfristig nicht ausgeschlossen werden. Es stellt sich nämlich die Frage, ob nicht sämtliche arbeitsmarktrelevanten Sozialversicherungen plus die Sozialhilfe nicht mehr nur «hinter» einer gemeinsamen Pforte kooperieren, sondern unter einem neuen Dach zusammengefasst und neu etabliert werden müssten. Unter ein solches Dach gehörten jene Sozialversicherungszweige, die im Kontext des Arbeitsmarkts tätig sind – also die IV, die Arbeitslosenversicherung (ALV), die Erwerbsersatzordnung (EO), die Unfallversicherung (UV), die Ergänzungsleistungen (EL) vor dem Rentenalter sowie die Invaliditätsleistungen der beruflichen Vorsorge – sowie die Sozialhilfe. Auch wäre dies der geeignete Zeitpunkt, die AHV von der IV zu entkoppeln – dies nicht zuletzt, um den finanziellen Zugriff des Arbeitsausfalls im erwerbsfähigen Alter auf den Fonds für die Altersvorsorge gänzlich zu unterbinden. Eine grundlegende institutionelle Neuordnung hat den Vorteil, historisch gewachsene Strukturen durch ein neues, den veränderten Gegebenheiten angepasstes System zu ersetzen, das wie heute Versicherungsprinzip und Umverteilungsziele angemessen verbindet. Eine solche institutionelle Neuordnung wäre allerdings ein Generationenwerk.

Es wird immer einen bestimmten Prozentsatz von Menschen geben, die – aus welchen Gründen auch immer – aus dem Arbeitsprozess herausfallen oder daran nicht teilhaben können. Ziel des Sozialstaats muss es deshalb sein, jenen, die ernsthaft darauf angewiesen sind, die notwendige Unterstützung zu gewährleisten. Umgekehrt müssen jene, die ungerechtfertigt oder in zu hohem Masse von entsprechenden Leistungen profitieren, wieder in den Arbeitsprozess integriert werden bzw. dürfen gar nicht Zugang zu diesem System erhalten. Denn solange der Anteil der Sozialausgaben am Staatshaushalt steigt, wird auch der Ruf auch nach radikalen Reformen nicht abbrechen. Und je lauter die Kritik an der Unübersichtlichkeit des Systems wird, desto eher finden auch scheinbar einfache Modelle wie das bedingungslose Grundeinkommen Gehör. Gerade in einem reichen und prosperierenden Land wie der Schweiz kann es neben der arbeitsmarkt- oder gesundheitsbedingten Erwerbslosigkeit auch eine Nicht- oder Teilpartizipation am Arbeitsmarkt aus freien Stücken geben. Eine solche persönliche Entscheidung muss jedoch ebenso eigenständig getragen werden. Sie kann auch durch ein noch so umfassendes System nicht aufgefangen werden. Die Gewährleistung eines bedingungslosen Grundeinkommens ist deshalb der falsche Weg. Die soziale Sicherung muss der Gesellschaft, der Volkswirtschaft und vor allem den einzelnen Betroffenen zugute kommen. Voraussetzung für ihr Funktionieren ist eine produktive Wirtschaft. Deshalb ist es entscheidend, dass der Anreiz, sich an der Schaffung von Wohlstand zu beteiligen, vorhanden und gross genug ist. Die Erwerbsarbeit muss Ausgangs- und Angelpunkt sozialstaatlicher Unterstützung sein und bleiben. Der Sozialstaat ist deshalb so zu reformieren, dass er mit dem Markt und nicht gegen ihn arbeitet.

LITERATURVERZEICHNIS

AARTS, Leo J. M.; Philip R. DE JONG und Christopher PRINZ (2000): Determinanten der Anspruchnahme einer Invalidenversicherung: Eine Literaturstudie. Beiträge zur sozialen Sicherheit, Forschungsbericht Nr. 10/00.

AARTS, Leo J.M.; Richard V. BURKHAUSER, und Philip R. DE JONG (eds.) (1996): Curing the Dutch Disease. An International Perspective on Disability Policy Reform, Avebury, Aldershot UK.

BACHMANN, Ruth und Cornelia FURRER (1999): Die ärztliche Beurteilung und ihre Bedeutung im Entscheidverfahren über einen Rentenanspruch in der Eidg. Invalidenversicherung. Beiträge zur sozialen Sicherheit, Forschungsbericht Nr. 6/99.

BACHMANN, Ruth; Franziska MÜLLER und Adrian VATTER (2005a): Evaluation der Rolle des BSV in der Invalidenversicherung. Expertenbericht von Interface-Institut für Politikstudien im Auftrag der Parlamentarischen Verwaltungskontrolle.

BACHMANN, Ruth; Franziska MÜLLER und Andreas BALTHASAr (2005b): Einmal Rente – immer Rente? Wege in und aus der Invalidenversicherung: Prozesse und Bedingungen. Rüegger, Zürich/Chur.

BALDWIN, Marjorie L. und William G. JOHNSON (1995): Labor Market Discrimination against Women with Disabilities, Industrial Relations, Vol. 34, No. 4.

BANERJEE, Abhijit V. (1997): A Theory of Misgovernance. Quarterly Journal of Economics, November 1997, Vol. 112, No. 4, S. 1289–1332.

BAUMGARTNER, Edgar; Stephanie GREIWE und Thomas SCHWARB (2004): Die berufliche Integration von behinderten Personen in der Schweiz. Untersuchung im Auftrag des BSV, Fachhochschule Solothurn Nordwestschweiz.

BAUR, Rita (2003): Erschwerte soziale und berufliche Qualifikation: Hintergründe und Massnahmen. Beiträge zur sozialen Sicherheit, Forschungsbericht Nr. 26/03 erstellt durch Büro für Sozialwissenschaftliche Beratung (BSB).

BENÍTEZ-SILVA, Hugo; Moshe BUCHINSKY; Hiu Man CHAN; Sofia CHEIDVASSER und John RUST (2004): How Large is the Bias in Self-Reported Disability?, Journal of Applied Economics, Vol. 19, S. 649–670.

BFS (1990): Haushaltungsrechnungen von Unselbständigerwerbenden, Sektion Preise und Verbrauch, BFS, Bern.

BFS (2005): Gesamtschau der bedarfsabhängigen Sozialleistungen in der Schweiz. Überblick über die kantonalen Bedarfsleistungen 2002. Bundesamt für Statistik, Neuenburg.

BFS (2006): Bevölkerungsprognose.

BIRCHLER, Urs und Monika BÜTLER (2007): Information Economics, Routledge, London.

BLICK (2006): IV-Wahnsinn! Wer spart, wird bestraft. In: Blick vom 12.7.2006 (Autor: S. Bertolami).

BODMER, Frank, David ISELIN, Hans RENTSCH (2007): Aufschwung als Reformchance. Analyse der Wirtschaftsentwicklung und Reformskizze für eine prosperierende Schweiz. Orell Füssli, Zürich.

BOUND, John; Julie Berry CULLEN; Austin NICHOLS und Lucie SCHMIDT (2004): The Welfare Implications of Increasing Disability Insurance Benefit Generosity, Journal of Public Economics, Vol. 88, No. 12, S. 2487–2514.

BÜTLER Monika und Monika ENGLER (2007): Arbeitsfähigkeit und Integration der älteren Arbeitskräfte in der Schweiz. Studie im Auftrag des SECO, Forschungsinstitut für Empirische Ökonomie und Wirtschaftspolitik (FEW-HSG).

BUNDESAMT FÜR SOZIALVERSICHERUNG (2005): Medienmitteilung vom 1.9.2005.

BUNDESAMT FÜR SOZIALVERSICHERUNG (2005): Statistiken zur sozialen Sicherheit: IV-Statistik 2005.

BUNDESAMT FÜR SOZIALVERSICHERUNG (2006): Statistiken zur sozialen Sicherheit: IV-Statistik 2006.

BUNDESAMT FÜR SOZIALVERSICHERUNG (2007): Statistiken zur sozialen Sicherheit: IV-Statistik 2007.

BUNDESRAT (1958): Botschaft des Bundesrates an die Bundesversammlung zum Entwurf eines Bundesgesetzes über die Invalidenversicherung und eines Bundesgesetzes betreffend die Änderung des Bundesgesetzes über die Alters- und Hinterlassenenversicherung vom 24. Oktober 1958. In: Bundesblatt Nr. 45, S. 1137–1322.

BUNDESRAT (1964): Botschaft des Bundesrates an die Bundesversammlung zum Entwurf eines Bundesgesetzes über Ergänzungsleistungen zur Alters-, Hinterlassenen- und Invalidenversicherung vom 21. September 1964. In: Bundesblatt Nr. 40, S. 681–722.

BUNDESRAT (1988): Botschaft über ein zweites Paket von Massnahmen zur Neuverteilung der Aufgaben zwischen Bund und Kantonen vom 25. Mai 1988. In: Bundesblatt, Nr. 28, S. 1333-1439.

BUNDESRAT (2001): Botschaft über die 4. Revision des Bundesgesetzes über die Invalidenversicherung vom 21. Februar 2001. In: Bundesblatt, Nr. 29, S. 3205–3322.

BUNDESRAT (2005a): Botschaft betreffend die Änderung des Bundesgesetzes über die Invalidenversicherung (Massnahmen zur Verfahrensstraffung) vom 4. Mai 2005. In: Bundesblatt, Nr. 29, S. 3079–3092.

BUNDESRAT (2005b): Botschaft über die 5. Revision des Bundesgesetzes über die Invalidenversicherung (5. IV-Revision) vom 2.8.2005. In: Bundesblatt, Nr. 30, S. 4459–4602.

CHANDRA, Amitabh und Andrew A. SAMWICK (2005): Disability Risk and the Value of Disability Insurance, NBER Working Paper No. 11605.

COSTA, Dora L. (2000): Long-Term Declines in Disability Among Older Men: Medical Care, Public Health, and Occupational Change, NBER Working Paper No. 7605.

DE JONG, Philip; Maarten LINDEBOOM und Bas VAN DER KLAAUW (2006): Screening Disability Insurance Applications. CEPR Discussion Paper No. 5564.

DEGEN, Bernhard (2007): Entstehung und Entwicklung des schweizerischen Sozialstaats. In: Geschichte der Sozialversicherungen. Schweizerisches Bundesarchiv, Studien und Quellen 31, S. 17–48, Chronos-Verlag, Zürich.

DIE ZEIT (2005): Die Kopfbedeckung ist stets abzunehmen. Eine kleine Geschichte des deutschen Sozialstaats, aus gegebenem Anlass. In: Die Zeit, Nr. 2 vom 4.1.2005 (Autor: Frank Niess).

DUGGAN, Mark und Scott IMBERMAN (2006): Why Are the Disability Rolls Skyrocketing?, in Cutler, D. und D. Wise, Health in Older Ages: The Causes and Consequences of Declining Disability among the Elderly, University of Chicago Press.

DUMMERMUTH, Andreas (2004): Die Zukunft der Invalidenversicherung aus der Sicht der Durchführung. In: MURER, E. (Hrsg.): Die 5. IVG-Revision. Kann sie die Rentenexplosion stoppen?, Stämpfli Verlag, Bern.

DUMMERMUTH, Andreas (2006): Überforderte Invalidenversicherung? Herausforderungen, Hemmnisse, Lösungsansätze. Interkonfessionelle Informationsstelle Glaube & Wirtschaft, Freiburg.

EIDGENÖSSISCHE FINANZKONTROLLE (2002): Wirtschaftlichkeitsprüfung der EFK 1/2002, Zusammenfassung. In: http://www.efk.admin.ch/pdf/pr%Fcfungsbericht_invalidenversicherung_zusammenfassung_d.pdf (Stand: 25.4.2007).

EIDGENÖSSISCHE FINANZKONTROLLE (2007): Hilfsmittelpolitik zu Gunsten der Behinderten. In: http://www.efk.admin.ch/pdf/5153BE-Endbericht.pdf (Stand: 11.10.2007).

EXPERTENKOMMISSION (1956): Bericht der Eidgenössischen Expertenkommission für die Einführung der Invalidenversicherung vom 30. November 1956. Bern.

FACHSTELLE ASSISTENZ SCHWEIZ (2006): Auszug aus einem Lexikon, In: www.fassis.net/Archiv/LexQT.htm. (Stand: 25.4.2007).

FACTS (1998): Das Geschäft mit den Behinderten. In: Facts Nr. 21, S. 87.

FOUCAULT, Michel (1969): Wahnsinn und Gesellschaft. Eine Geschichte des Wahns im Zeitalter der Vernunft. Frankfurt a.M.

FURRER, Cornelia; Oliver BIERI und Ruth BACHMANN (2004): Berufliche Eingliederung in der Eidgenössischen Invalidenversicherung. Beiträge zur sozialen Sicherheit, BSV-Forschungsbericht Nr. 6/04. Bern.

FÜRSORGEAMT DER STADT ZÜRICH (1994): Kostendämpfende Massnahmen in der Fürsorge. Schlussbericht des Projekts Sterntaler. Zürich: Fürsorgeamt.

GÄRTNER, Ludwig und Yves FLÜCKIGER, (2005): Probleme des Sozialstaats: Ursachen, Hintergründe und Perspektiven. Verlag Rüegger, Zürich.

GESCHÄFTSPRÜFUNGSKOMMISSION DES STÄNDERATES (2005): Rentenwachstum in der Invalidenversicherung: Überblick über die Faktoren des Rentenwachstums und die Rolle des Bundes. Bericht der Geschäftsprüfungskommission des Ständerates vom 19. August 2005.

GRANACHER, Albert (1962): Leitfaden der Invalidenversicherung, Stämpfli Verlag, Bern.

GRUBER, Jonathan (2000): Disability Insurance Benefits and Labor Supply, Journal of Political Economy, Vol. 108, No. 6, S. 1162–1183.

GRUBER, Jonathan und Jeffrey D. KUBIK (1997): Disability Insurance Rejection Rates and the Labour Supply of Older Workers, Journal of Public Economics, Vol. 64, S. 1–23.

GUGGISBERG, Jürg; Marianne SCHÄR MOSER; Stefan SPYCHER und Jürg BAILLOD (2004): Analyse der interkantonalen Unterschiede innerhalb der Invalidenversicherung. Studie im Rahmen des Nationalen Forschungsprogramms 45 «Probleme des Sozialstaates». Büro für arbeits- und sozialpolitische Studien (BASS).

HEFTI, Christoph und Stefan SIEGRIST (2004): Invalidität nach Branchen und Tätigkeit. Bericht im Auftrag des Bundesamtes für Sozialversicherung, Blöchinger, Staehelin & Partner, Volkswirtschaftliche Beratung Basel.

HEJIDEN, Wendy und Rienk PRINS (2005): Invalidität infolge psychischer Beeinträchtigung. Zahlen- und Massnahmenvergleich in sechs Ländern, Beiträge zur sozialen Sicherheit, Forschungsbericht Nr. 7/05.

HERMELINK, Monika (2005): Die Somatisierungsstörung, eine Herausforderung auch für die IV – der Umgang der IV mit Schmerzpatienten. Präsentation anlässlich der Tagung Psychosomatik heute – Arbeitsmodelle für Klinik und Praxis, am 13.10.2005 in Littenheid. http://www.littenheid.ch/file/1/nv_2813_nvFile.pdf.

HOFMÄNNER, Simeon (2007): Anreize und Wechselwirkungen zwischen der schweizerischen Sozialhilfe und der Invalidenversicherung. In: Die Effizienz der öffentlichen Hand: Drei empirische Beiträge über die Verwendung der schweizerischen Staatsausgaben. Dissertation. Difo-Druck Bamberg 2007.

HOHENLEITNER, Ingrid und Thomas STRAUBHAAR (2007): Bedingungsloses Grundeinkommen und solidarisches Bürgergeld – mehr als sozialutopische Konzepte. HWWI und Universität Hamburg.

IIZ (2004): Handbuch zur interinstitutionellen Zusammenarbeit (IIZ). Bern: SECO. In: http://www.treffpunkt-arbeit.ch/dateien/IIZ-Handbuch/iiz_handbuch_d.pdf (Stand: 25.4.2007).

IIZ-MAMAC (2006): Kernelemente von IIZ-MAMAC. Handout der Medienkonferenz vom 4. September 2006. In: http://www.cii.ch/dokumente/de/Aktuell/MAMACKernelemente04092006.pdf.

IV-STELLEN-KONFERENZ (2005): Rentenwachstum in der Invalidenversicherung: Bericht der Geschäftsprüfungsstelle des Ständerates vom 19. August 2005. Überlegungen aus der Sicht der IV-Stellen. In: http://www.ivsk.ch/dokumente/GPV_Version_finale_D_231105.pdf (Stand: 25.4.2007).

KASSENSTURZ (2002): Sendung vom 24.9.2002. Hilfsmittel für Behinderte: Lizenz zum Abzocken. http://www2.sf.tv/sf1/kassensturz/sendung/beitrag.php?beitragid=423 (Stand 15.04.2007).

KERSTING, Wolfgang (Hrsg., 2000): Politische Philosophie des Sozialstaats, Göttingen.

KIESER, Ueli (2007): Leistungskoordination im Sozialversicherungsrecht. Ein Vorschlag für eine Gesamtkonzeption der Gesetzgebung. Dike-Verlag, Zürich/St. Gallen.

KIESER, Ueli (2006): Auf die Leistungen kommt es an. Effizientere Koordination der verschiedenen Sozialversicherungen. NZZ, 20.12.2006, S. 15.

KIND, Hans (1997): So entsteht ein medizinisches Gutachten, in: René SCHAFFHAUSER und Franz SCHLAURI (Hrsg.): Rechtsfragen der medizinischen Begutachtung in der Sozialversicherung, Veröffentlichungen des Schweizer Instituts für Verwaltungskurse der Universität St. Gallen, Neue Reihe, Band 42, S. 5, St. Gallen.

KOHLER, Georg (2006): Freiheit, Gleichheit und die liberale Philosophie. Über die ursprüngliche Vielfalt des Liberalismus. In: Gerhard Schwarz u. Uwe Justus Wenzel (Hrsg.): Lust und Last des Liberalismus, Verlag Neue Zürcher Zeitung, S. 43–49.

LEU, Robert E., Michael GERFIN et al. (2007): Erwerbsabhängige Steuergutschriften. Möglichkeiten und Auswirkungen einer Einführung in die Schweiz.

MALLESON (2002): Whiplash and Other Useful Illnesses. McGill-Queen's University Press, Montreal und Kingston, London.

MÖBEL PFISTER (1985): Handbuch. Die berufliche Eingliederung Behinderter. 2. ergänzte Auflage. Suhr.

MONIOUDIS, Helen (2003): Die Organisation ausgewählter Sozialversicherungszweige und die rechtliche Stellung der Sozialversicherungsträger. Schulthess-Verlag, Zürich.

MORELL, Beat (2004): Zu den Ursachen der Rentenexplosion: Die Sicht eines MEDAS-Arztes. In: Murer, E. (Hrsg.): Die 5. IVG-Revision. Kann sie die Rentenexplosion stoppen?, Stämpfli Verlag, Bern.

MURER, Erwin (2004): Die verfehlte rechtliche Behandlung der «Versicherungsfälle unklarer Kausalität» und ihre Auswirkungen auf die Rentenexplosion in der IV. In: MURER, Erwin (Hrsg.): Die 5. IVG-Revision: Kann sie die Rentenexplosion stoppen?

NATIONALRATSDEBATTE (1959): Protokoll der Nationalratsdebatte vom 10. März 1959. In: Amtliches Stenographisches Bulletin der Bundesversammlung Nr. 69. Verbandsdruckerei AG, Bern.

NZZ (1959): Invalidenversicherung – Kritische Bemerkungen zu den Ergebnissen der bisherigen Beratung. NZZ vom 6.4.1959 (Autor: G.C.).

NZZ (1979): «Eingliederung vor Rente» als Prinzip gefährdet? Probleme der Invalidenpolitik. NZZ vom 13.11.1979 (Autor: C. W.).

NZZ (1984): Weshalb nicht Drittelsrenten bei der Invalidenversicherung? NZZ vom 18.4.1984. (Autor: H. Fredenhagen).

NZZ (1988): Psychische Krankheiten häufigster Invaliditätsgrund. NZZ vom 30.4.1988.

NZZ (2003): Invalidität als Aufputschmittel im Wahlkampf. NZZ vom 9.10.2003.

NZZ (2004): Die NFA ist eine Chance für die Behinderten. NZZ vom 3.11.2004. (Autor: Peter Wehrli).

NZZ (2006): Medizin ohne Seele? Das Unbehagen an einer zunehmend technischen Disziplin ist auch innerhalb der Ärzteschaft ein Thema. NZZ vom 6.05.2006. (Autor: T. Schweizer).

NZZ (2007a): Depressiv in der sozialen Hängematte; Verstärkte Integration von Psychischkranken mit der 5. IV-Revision. NZZ vom 10.5.2007, Seite 15 (Autor: Markus Hofmann).

NZZ (2007b): Datenschutz und Sozialhilfe; NZZ vom 9.8.2007, S. 17 (Autorin: Judith Widmer).

OCHSNER, Gertrud (1954): Invalidenfürsorge und Invalidenversicherung in der Schweiz. Dissertation ETH Zürich.

OECD (2005): The OECD Thematic Review on Reforming Sickness and Disability Policies to Improve Work Incentives, Round One (2005/2006) – Norway, Poland and Switzerland, Country Note of Switzerland.

PARLAMENTARISCHE VERWALTUNGSKONTROLLE (2005): Faktoren des Rentenwachstums in der Invalidenversicherung. Bericht zuhanden der Geschäftsprüfungskommission des Ständerates vom 6. Juni 2005.

Parsons, Donald (1991): The Health and Disability of Rejected Disability Insurance Applicants: Comment. American Economic Review, Vol. 81, No. 5, S. 1419–1426.

Parsons, Talcott (1967): Sociological Theory and Modern Society. New York: The Free Press.

Preisüberwacher (1999): Jahresbericht. In: Wettbewerbskommission (Hrsg.): Recht und Politik des Wettbewerbs. Bern S. 701–751.

Preisüberwacher (2003): Jahresbericht. In: Wettbewerbskommission (Hrsg.): Recht und Politik des Wettbewerbs. Bern, S. 995–1042.

Pro Audito Schweiz (2006): Mediencommunique vom 28.7.2006.

Riphahn, Regina T. (1999): Disability Retirement Among German Men in the 1980s, Industrial and Labor Relations Review Vol. 52, No. 4, S. 628-647.

Riphahn, Regina T. und Brent Kreider (1998): Applications to the U.S. Disability System: A Semiparametric Approach for Men and Women. IZA Discussion Paper No. 17.

Sapir, André (2005): Globalisation and the Reform of European Social Models; Background document for the presentation at ECOFIN Informal Meeting

Saxer, Arnold (1977): Soziale Sicherheit in der Schweiz.

Schweizerische Ärztezeitung (1959): Die Rolle des Arztes in der Eidgenössischen Invalidenversicherung. In: Schweizerische Ärztezeitung vom 28.12.1959, Nr. 52.

Schweizerische Ärztezeitung (1976): Für eine Beschleunigung des IV-Verfahrens – Eine Eingabe der Askio an das Bundesamt. In: Schweizerische Ärztezeitung vom 10.3.1976, Nr. 10.

Schweizerische Ärztezeitung (1986): 25 Jahre Invalidenversicherung – Eine kritische Bilanz und ein Blick in die Zukunft. In: Schweizerische Ärztezeitung vom 30.12.1986, Band 67, Heft 52 (überarbeitet Fassung eines Vortrags von C. Schuler).

Schweizerische Ärztezeitung (2004): 25 Jahre medizinische Abklärungsstellen der Invalidenversicherung (MEDAS). In: Schweizerische Ärztezeitung Nr. 39, S. 2076–2079 (überarbeitete Fassung eines Vortrags von C. Schuler).

SCHWEIZERISCHE KONFERENZ FÜR SOZIALHILFE (2005): Richtlinien für die Ausgestaltung und Bemessung der Sozialhilfe. Empfehlungen zuhanden der Sozialhilfeorgane von Bund, Kantonen und Gemeinden und Organisationen der privaten Sozialhilfe.

SKOS (2005): Richtlinien für die Ausgestaltung und Bemessung der Sozialhilfe. Schweizerische Konferenz für Sozialhilfe – Empfehlungen zuhanden der Sozialhilfeorgane von Bund, Kantonen, Gemeinden und Organisationen der privaten Sozialhilfe. In: http://www.skos.ch/store/pdf_d/richtlinien/richtlinien/RL_deutsch.pdf.

SOZIALE SICHERHEIT (1997): Keine verdeckte Sparübung, sondern effizienter Einsatz der Mittel. Interview mit Beatrice Breitenmoser. In: Soziale Sicherheit CHSS Nr. 4, S. 212–214.

SOZIALE SICHERHEIT (1999): «Eingliederung vor Rente» – realisierbares Ziel oder bloss wohltönender Slogan. In: Soziale Sicherheit CHSS Nr. 6, S. 288–292 (Autoren: Breitenmoser, B., D. Fofa, K. Guggisberg, C. Rouiller, F. Donini und B. Nydeggerlory).

SOZIALE SICHERHEIT (2003a): Schwächen des Verfahrensrechts. CHSS, Nr. 6, S. 330–332 (Autor: M. GAMPER).

SOZIALE SICHERHEIT (2003b): Notwendige Weichenstellungen in der IV. CHSS, Nr. 6, S. 337–339 (Autoren: E. Murer und B. Cardinaux).

SOZIALE SICHERHEIT (2004): Massnahmen zur Verfahrensstraffung. CHSS, Nr. 5, S. 284–285 (Autoren: KOTTMANN, H. und P. BECK).

SOZIALE SICHERHEIT (2006): Das Forschungsprogramm FoP-IV: Die Invalidenversicherung unter der Lupe. CHSS, Nr. 4, S. 213–215 (Autor: M. Wicki).

TAGES-ANZEIGER (1989): Invalidenversicherung soll rascher handeln können. In: Tages Anzeiger Nr. 133 vom 12.6.1989 (Autor: Verena Thalmann).

TAGES-ANZEIGER (1997): Schwindler, Opfer und IV-Rentner. In: Tages-Anzeiger vom 24.3.1997 (Autor: Markus Somm).

VAN SUNTUM, Ulrich, Dirk SCHLOTBÖLLER et al. (2002): Internationales Beschäftigungs-Ranking 2002, Gütersloh (Hrsg: Bertelsmann-Stiftung).

VSAA/SKOS/IVSK (2004): Interinstitutionelle Zusammenarbeit im Spannungsfeld von Arbeitslosigkeit, Invalidität und Sozialhilfebedürftigkeit. Positionen des Verbandes schweizerischer Arbeitsämter (VSAA), der schweizerischen Konferenz für Sozialhilfe (SKOS) und der schweizerischen IV-Stellen-Konferenz (IVSK) zur Entwicklung der sozialen Sicherungssysteme. http://iiz.ch/Dokumente/DE/Archiv/Tagung/thun2004/14-D_IIZ_Grundlagenpapier_VSA_IVSK_SKOS.pdf (Stand: 25.4.2007).

WELTWOCHE (1997): Eine Sozialreform auf Irrwegen – Invalidenversicherung kein geeignetes Auffangbecken für Langzeitarbeitslose. In: Weltwoche vom 6.3.1997.

WHO (1980): International Classification of Impairments, Disabilities and Handicaps, Geneva.

WOZ (1985): Der Kampf um Selbstverständlichkeiten. 25 Jahre Invalidenversicherung: Was feiern die Betroffenen? In: Die Wochenzeitung Nr. 35 vom 30.8.1985 (Autorin: Claudia Roth).

ZAK (1958): Zwang und Freiwilligkeit in der Eingliederung Invalider. Zeitschrift für die Ausgleichskassen, S. 154 und S. 247.

ZAK (1961): Die Invalidenversicherung tritt in Kraft. Zeitschrift für die Ausgleichskassen, Nr. 1, S. 2.

ZAK (1963): Neurosen und Invalidenversicherung. Zeitschrift für die Ausgleichskassen, Nr. 7.

ZAK (1967): Möglichkeiten und Grenzen der Berufsberatung im Rahmen der Invalidenversicherung. Zeitschrift für die Ausgleichskassen, Nr. 6, S. 257.

ZAK (1978): Schlussbericht der Arbeitsgruppe für die Überprüfung der Invalidenversicherung. Zeitschrift für die Ausgleichskassen, S. 264–289.

ZAK (1979): Von der Hilfe für Invalide zur Sozialarbeit mit Behinderten (Ausführungen von alt Bundesrat Ernst Brugger).

ZOLLINGER, F. (1936): Vom kausalen Denken in der Unfallmedizin. Zeitschrift für Unfallmedizin und Berufskrankheiten, H.1.

ZU DIESEM BUCH

Das vorliegende Buch zur Geschichte der IV hat selbst eine längere Entstehungsgeschichte. Am Anfang standen umfangreiche Recherchen und Experteninterviews von Isabelle Gomez zu den verschiedenen Akteuren und Institutionen, deren Resultate später in Teil II eingeflossen sind. Als ihre Gesprächspartner und in Workshops haben insbesondere Thomas Bickel, Andreas Dummermuth, Werner Durrer, Jürg Gassmann, Ludwig Gärtner, Daniel Gredig, Ruth Hermann, Judith Hollenweger, Edgar Imhof, Jürg Kesselring, Ueli Kieser, Bernhard Locher, Albrik Lüthi, Monica Maestri, Hans Mangold, Renato Marelli, Kurt Pärli, Dorothea Riedi, Rita Roos, Rudolf Rüedi, Ueli Sager, Theophil Sauner, Hans Schmid, Constantin Schuler, Christine Theodoloz-Walker, Rudolf Ursprung und Peter Wehrli Informationen und Hinweise beigetragen. Wertvolle Anregungen in dieser Phase kamen auch von Ruedi Prerost.

Überarbeitet, ergänzt und vertieft wurden diese Materialien durch die ökonomische und politökonomische Analyse von Monika Bütler. Daraus entstanden sind die Teile I und II sowie der Tabellenteil. Teil III mit den Schlussfolgerungen ist das Produkt einer engen Zusammenarbeit von Monika Bütler und Katja Gentinetta, die auch die umfangreiche Schlussredaktion vornahm. Im Team von Monika Bütler an der HSG haben Jonathan Schulz und Stefan STAUBLI wichtige Beiträge geliefert. Wertvoll war ferner die Mitarbeit von Simeon HOFMÄNNER für die Kapitel über die Institutionen. An der Aufbereitung der Daten wirkten Sharon BOCHSLER und Lukas INDERBITZIN mit. Die inhaltliche Bereinigung der Grafiken oblag Simon STAHEL.

Für kritische Zwischenlektorate stellten sich Ernst BALTENSPERGER, Martin KOLMAR und Corinne ZBÄREN-LUTZ zur Verfügung. Bei der Überprüfung von Sachverhalten kamen wertvolle Hinweise von Vinzenz BAUR, Alard DU BOIS-REYMOND, Thomas BUCHMANN, Werner GREDIG, Yves ROSSIER und Nancy WAYLAND BIGLER. Für das Schlusslektorat konnten Toni BORTOLUZZI, Beat KAPPELER und Erwin MURER gewonnen werden.

Die Gestaltung des Buches lag in den Händen von Yves WINISTOERFER. Den Satz besorgte Nadine UNTERHARRER, verantwortlich für die Koordination war Jörg NAUMANN. Marianne SIEVERT erledigte das Korrektorat.

NOTIZEN

NOTIZEN